COMPLICATIONS POST-OPÉRATOIRES

IMMÉDIATES & ÉLOIGNÉES

DE L'APPENDICITE

(Conséquences thérapeutiques)

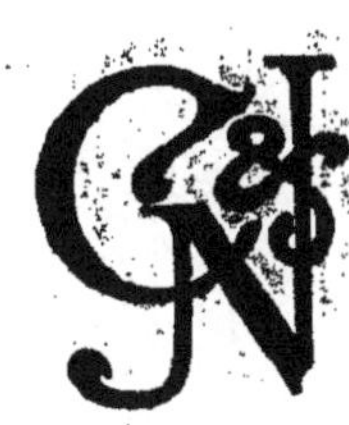

PARIS
Georges CARRÉ et C. NAUD Éditeurs
3, rue Racine, 3

1900

Dr Eugène BÉRA
DE LA FACULTÉ DE PARIS

COMPLICATIONS POST-OPÉRATOIRES
IMMÉDIATES & ÉLOIGNÉES
DE L'APPENDICITE

(Conséquences thérapeutiques)

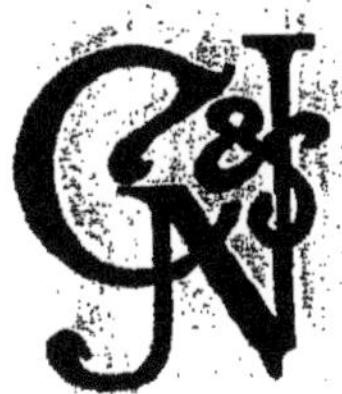

PARIS
GEORGES CARRÉ ET C. NAUD ÉDITEURS
3, RUE RACINE, 3

1900

A LA MÉMOIRE VÉNÉRÉE DE MON PÈRE

A MA MÈRE BIEN-AIMÉE

Faible témoignage de respect, de reconnaissance et d'amour filial.

A MES SŒURS, A MES FRÈRES

A TOUS MES PARENTS ET AMIS

A MES MAITRES DE LA FACULTÉ LIBRE
DE LILLE

A MON PRÉSIDENT DE THÈSE

MONSIEUR LE PROFESSEUR LE DENTU

Membre de l'Académie de Médecine
Officier de la Légion d'honneur

PRÉFACE.

Il nous a été donné, dans le cours de nos études médicales à Lille et à Paris, de voir opérer un grand nombre de malades atteints d'appendicite sous toutes les formes que peut présenter cette affection, et le plus souvent nous avons constaté avec plaisir, le lendemain de l'intervention, que le malade, la veille encore voué à la mort, était hors de danger. Mais, nous en avons vu mourir, qui refusaient l'opération sous prétexte que la crise, comme la précédente, se calmerait d'elle-même ; nous en avons vus, qui se plaignaient encore, quelques temps après l'opération qui les avait soumis, d'une douleur sourde dans le ventre, ou qui portaient soit une fistule, soit une éventration ; nous en avons enfin soigné après l'opération et nous avons été étonné des surprises que nous réserve souvent la convalescence lorsque l'intervention a été tardive.

Poussé par les conseils et les multiples exemples que nous donna notre ami, le Docteur Pauchet, l'éminent chirurgien d'Amiens, à qui nous sommes heureux d'exprimer ici notre vive reconnaissance, nous nous sommes décidé à prendre ce sujet pour notre thèse inaugurable : « Des complications post-opératoires immédiates et éloignées de l'appendicite. Conséquences thérapeutiques ».

Dans le premier chapitre nous étudierons l'état actuel du traitement de l'appendicite.

Dans le second, les divers modes du traitement chirurgical.

Dans le troisième, les suites normales et les complications post-opératoires de cette affection, sans cependant les traiter d'une façon tout à fait approfondie, ce qui nous aurait entraîné trop loin ; leur étude servira surtout à prouver la nécessité de l'intervention chirurgicale dans les premières heures du début.

A l'heure où va disparaître sans retour notre belle vie d'étudiant, il nous est un devoir bien doux à remplir, celui de la reconnaissance.

Que notre Mère bien-aimée, à qui nous devons tout, reçoive l'expression de notre profonde gratitude et de notre plus sincère affection.

Merci à tous nos maîtres de la Faculté Libre de Lille, qui se sont tant dévoués pour nous donner une solide éducation médicale.

A monsieur le Professeur Le Dentu toute notre reconnaissance pour le grand honneur qu'il nous fait d'accepter aujourd'hui la présidence de notre thèse.

ETAT ACTUEL DU TRAITEMENT DE L'APPENDICITE.

Tous les chirurgiens sont à l'heure présente convaincus que l'appendicite doit-être opérée. Seule l'époque à laquelle l'opération doit se faire est encore en discussion. Faut-il opérer aussitôt le diagnostic posé, ou faut-il attendre que l'affection se soit refroidie pour opérer dans de meilleures conditions? Voilà l'objet de notre étude dans ce premier chapitre.

Lorsqu'une *péritonite généralisée* s'est déclarée par suite de l'ouverture dans le péritoine, d'un abcès appendiculaire ou périappendiculaire, la seule chose à faire est d'intervenir immédiatement. M. Jalaguier s'abstient cependant quelquefois et retire alors souvent un excellent bénéfice des injections d'eau salée.

Si on est en présence d'une *péritonite enkystée,* d'un abcès localisé, tout le monde est d'accord pour opérer le plus tôt possible et évacuer la collection. Cependant la fluctuation qui indique la présence de pus est souvent difficile à constater à cause de l'hypéresthésie de le paroi et de la contracture des muscles abdominaux, en sorte qu'on croit, au premier abord, ne trouver qu'un simple gâteau appendiculaire qui pourrait se résoudre. Il arrive que la fièvre, les vomissements et la douleur spontanée disparaissent ; il reste un empâtement vague au niveau du cæcum : qu'on opère et l'incision donne issue à une quantité parfois considérable de pus. « Si la fièvre persiste chez un sujet atteint d'appendicite depuis trois jours, la présence du pus est certaine ; si la fièvre n'existe plus la présence de l'abcès est néanmoins possible (1) ». On opère donc immédiatement lorsqu'on est en face d'une collection de pus.

Lorsque le sujet est *au début d'une crise* appendiculaire, douleurs abdominales, vomissements, fièvre peu élevée, léger embarras gastrique, hypéresthésie de la paroi (point de Mac Burney) et contracture des muscles abdominaux, les chirurgiens des grands centres, comme MM. Roux, Broca, Jalaguier, Brun, suivent cette pratique : Le malade est envoyé à l'hôpital ou dans une clinique ; on applique le traitement médical et, deux fois par jour, le chirurgien ou son assistant examinent le pouls, le ventre, etc.., prêts à intervenir à la moindre aggravation. De cette façon, si la crise se calme, *on enlève l'appendice à froid* avant d'avoir permis au malade de se lever, ou on le fait lever pour l'hospitaliser et l'opérer. Ils interviennent aussi à froid dans les cas d'appendicite refroidie ou lorsqu'ils sont appelés à constater la crise à son déclin. Ils attendent quelques semaines après la dernière attaque : ce laps de temps varie avec le répit que donne entre

(1) Pauchet. *De l'appendicite*. Maloine, 1899.

chaque crise le cas particulier. L'opération sera d'autant plus aisée que les attaques auront été plus rares et moins intenses.

Le professeur Tillaux, dans la clinique de la Charité, 20 janvier 1899, dit : « Je n'opère pas d'emblée surtout à une première attaque tout malade atteint d'appendicite. Le sujet mis au repos, à la diète, bref, soumis au traitement médical, nous le surveillons attentivement, prêts à intervenir si les accidents le commandent. Nous ne doutons pas de l'importance que peuvent avoir les signes d'intoxication (ictère, urobilinurie, albuminurie) mis en relief par M. Dieulafoy.

« Et lorsque les phénomènes aigus ont disparu, conseillez à votre malade de se mettre à l'abri des accidents graves de la récidive par l'ablation de l'organe malade. Vous serez d'autant plus pressent que le sujet aura des accidents légers mais persistants, qu'il aura une rechute ; il vaut mieux ne pas attendre une nouvelle attaque. Si elle survient, soyez persuasifs, usez de toute votre autorité pour décider le malade à accepter l'intervention. Insistez sur les dangers auxquels il s'expose en gardant un appendice malade, tandis que l'intervention à froid présente si peu de gravité ; vous réussirez à imposer votre conviction de l'opportunité de cette intervention. Et c'est là que réside à mon avis le grand progrès dans le traitement de l'appendicite : supprimer dans l'intervalle des crises, un organe qui expose constamment le sujet à des accidents graves, si souvent mortels ».

A l'encontre de ces chirurgiens éminents, d'autres

chirurgiens et médecins non moins savants, veulent que le diagnostic posé, l'opération soit décidée.

Voici quelques opinions : « Certains chirurgiens pré-« tendent qu'on opère trop les appendicites ; or je suis « convaincu qu'on ne les opère jamais assez ; cette décla-« ration est je pense, assez claire... J'ai vu les désastres « que peut entrainer la temporisation ; je n'ai jamais « regretté d'avoir opéré trop tôt » (Segond). — M. Hartmann : « au début d'une appendicite notre devoir est d'agir « chirurgicalement. Si j'avais une appendicite, je me « ferais opérer non dans les 24 heures, mais dans les 12 « premières heures ». M. Reclus, en parlant de la manière d'agir de M. Dieulafoy, affirme qu' « elle est peut-« être la plus raisonnable, celle qui évitera le mieux les « catastrophes, vu l'impossibilité pour la clinique actuelle « de prévoir à ses débuts la marche certaine de l'appen-« dicite quelle qu'elle soit ».

Radicaux sont aussi MM. Pozzi, Poirier, Routier, Kirmisson, Tuffier, etc., « qui veulent qu'on opère rapi-« dement ; et chacun apporte à l'appui de l'opinion qu'il « soutient d'excellents arguments » (Hartmann).

M. le Dentu qui, en 1895, acceptait volontiers la temporisation, a depuis changé d'avis, en face des statistiques épouvantables de la mortalité chez les individus atteints d'appendicite et traités médicalement. En effet, dans la statistique de M. Chauvel, sur quatre-vingt-trois soldats atteints d'appendicite, la mortalité monte à 30 p. °/₀. « Les vingt deux cas de M. Broca, les sept « cas de M. Brun, les douze cas de M. Kirmisson, les « dix-sept cas de M. Chaput, les vingt-trois cas de

« M. Peyrot, les vingt-quatre cas de M. Routier, sans
« compter tous ceux auxquels M. Picqué et plusieurs
« autres ont fait allusion, comportent bien 80 %
« environ de mortalité.

« Aux yeux de presque tous les chirurgiens, un appen-
« dice qui devient malade, n'est-il pas par avance un
« appendice condamné à l'amputation, sinon après la
« première crise, du moins après la deuxième ? Pour moi,
« la crise très courte, de cinq à six heures au plus, celle
« qui réalise le type clinique de la colique appendiculaire
« est la seule qui, à une première atteinte, n'exige peut-être
« pas impérieusement l'intervention, à la condition
« expresse qu'elle ne laisse après elle aucun reliquat tan-
« gible ; mais un malade qui me demanderait de l'opérer
« après une seule crise de ce genre, obtiendrait immé-
« diatement satisfaction. Donc la plupart des appendices
« devenus plus ou moins malades doivent être enlevés
« ou sont destinés à l'être, à un moment donné,
« sous la pression des événements. J'admets comme tout le
« monde les guérisons définitives ; mais au prix de quels
« périls sont-elles souvent assurées ? Mieux vaudrait, il
« me semble, quelques risques opératoires ; nuls, on peut
« le dire, pour les cas opérés à froid, doit-on désespérer
« de les réduire considérablement en ce qui concerne les
« cas opérés à chaud ?

« Je me déclare très interventionniste d'une façon
« générale, même après avoir été témoin de crises très
« petites mais répétées, ou même d'une crise unique, si
« elle a été nettement inflammatoire et si elle n'est pas
« rapidement suivie d'une accalmie vraie.

« Mes interventions à chaud plus ou moins précoces, « heureuses pour la plupart, ainsi que celles de plusieurs « opérateurs, de Sonnenburg entre autres, qui n'aurait « perdu aucun malade opéré à chaud, avant que le péri- « toine eut été atteint par l'inflammation, corroborent « l'opinion optimiste qu'on peut se faire des opérations « très hâtives. Les opérations très hâtives offrent en outre « l'avantage de pouvoir être bien complètes ; sauf chez « les sujets qui ont eu plusieurs graves poussées anté- « rieures et chez qui de solides adhérences unissent encore « l'appendice aux parties voisines, l'extirpation de « cet organe doit être ordinairement aisée. L'infection « péritonéale, s'il en existe déjà, est très limitée ; un « simple drainage doit suffire ordinairement et, sauf en « un point de peu d'étendue, la paroi abdominale peut « être reconstituée entièrement par la suture et les chan- « ces d'éventration sont réduites au minimum » (1).

D'après M. Dieulafoy, il faudrait opérer le plus tôt possible, dans la première journée, quelques heures après le début de la crise, dès qu'il est avéré qu'on n'est pas en présence d'une atteinte très passagère, d'une rétention momentanée de mucosités, dans un appendice retréci sur un point quelconque de sa longueur ou de sa base ; il dit en parlant du traitement : « le traitement médical « n'existe pas. Les moyens palliatifs ne sont bons qu'à « faire perdre du temps. L'intervention sera aussi « précoce que possible », il ajoute même, qu'en suivant cette méthode « on ne doit jamais mourir d'appendicite ».

(1) Le Dentu. *Communication à l'Académie de médecine*, 1899.

Mais, « pour qu'on ne mourut jamais d'appendicite il faudrait que le diagnostic fut précoce, il faudrait opérer, même dans les cas les plus légers en apparence, il faudrait que la conviction des médecins fut absolue et la soumission des malades plus complète » (1); il faudrait donc opérer immédiatement comme dans le cas de hernie étranglée, sans s'attarder au traitement médical qui ne guérit jamais définitivement.

Entre ces opinions, que devons-nous opter, nous autres médecins de campagne? Il est hors de doute que les chances de succès sont multipliées lorsque l'opération se fait à froid. L'intervention est d'une innocuité absolue, et la guérison est radicale puisque le vermium est enlevé. Mais il me semble qu'il est encore préférable de faire opérer aussitôt le diagnostic posé. En effet, dans nos campagnes le chirurgien ne peut venir tous les jours et plusieurs fois par jour palper le ventre du malade; si celui-ci reste chez lui et que par le traitement médical une amélioration sensible se produit, il échappe sûrement à la résection à froid car il refuse une intervention après la guérison. Si le cas s'aggrave, l'opérateur met douze à quinze heures à venir et c'est souvent trop pour arrêter une péritonite généralisée. Et puis! quel est le médecin, qui oserait certifier au malade, que cette crise, cette simple « colique appendiculaire » de Talamon, va sûrement évoluer vers la guérison? Hier les accidents étaient légers : c'est une fillette qui accuse un point douloureux en sautant à la corde; c'est un enfant qui présente pendant

(1) (V. Paucher. *Loc cit.*)

quelques jours des troubles digestifs, et une légère sensibilité dans le ventre; c'est une jeune fille qui, au moment de ses règles accuse une douleur abdominale qu'on eût pu mettre sur le compte d'une congestion ovarienne : le bistouri eut mis à découvert un appendice gros, violacé, peut-être en voie de sphacèle : c'était le bon moment pour opérer, et le succès était certain ; une apendicectomie aurait suffi pour prémunir le malade contre la suite probable des accidents. Aujourd'hui les phénomènes se sont subitement aggravés ; l'appendice est perforé et on va peut-être se trouver en présence d'une péritonite généralisée, mortelle. Sans doute, grâce au peu de virulence des microorganismes, agents de l'affection, une amélioration notable peut se produire et l'opération, si toutefois elle est acceptée, se fait à froid avec plus de chances de succès ; au lieu d'une péritonite généralisée, on peut voir évoluer une péritonite partielle avec collection de pus, nettement enkystée qu'il suffira d'ouvrir par un beau coup de bistouri ; mais on a vu des cas de péritonite généralisée déterminée par la rupture dans le péritoine d'un petit abcès périappendiculaire. Plus on attend, plus on laisse le malade en danger de complications redoutables. Les coli-bacilles ont pu suivre les radicules de la veine porte et semer dans le foie les germes des abcès aréolaires.

Il faut se souvenir enfin qu'une appendicite peut évoluer sans bruit ; mais subitement les microorganismes ont acquis une virulence extrême et le malade meurt non pas de péritonite généralisée, ni de suppuration prolongée, mais de septicémie, car l'appendicite (Dieulafoy) n'est pas seulement infectieuse, elle est aussi toxique, de par les toxines secrétées par les microbes contenus dans le vermium. Quand, chez un malade porteur d'une appendicite en apparence légère, on remarque une teinte subictérique, témoin de l'adultération du foie, surtout s'il y a urobilinurie et albiminurie, il y a urgence à opérer : le malade est intoxiqué. Qu'on attende quelques jours et il meurt, non pas d'accidents péritonéaux, mais infecté, avec des symptômes typhiques et collapsus ou avec des accidents épileptiformes (observ. de Routier) ou (observ. de Renon) avec des accidents d'intoxication bulbaire : dyspnée asphyxiante, cyanose extrême, accélération du pouls sans élévation de température.

Pour toutes ces raisons, et puisque le chirurgien ne peut opérer immédiatement, aussitôt que nous avons reconnu l'urgence de l'intervention opératoire, quelle que soit la bénignité de la crise, ne nous attardons pas au traitement médical. En dehors des grands centres toute appendicite constatée doit être opérée sur le champ. « Le temps pour l'opéré, c'est la vie, » a dit Doyon ; il n'est ni soin, ni régime qui puisse prévenir une nouvelle attaque ni une complication mortelle. Faisons donc réséquer l'organe malade dans toute appendicite au début. Cette opération qui ne fait courir aucun risque de mort, pourra parfois être inutile, mais combien de fois aussi placera-t-elle le sujet hors de l'atteinte des formes graves qu'il est à la fois impossible de prévoir et d'éviter?

Pratiquement, dans les campagnes, pour sauver tous ou presque tous nos malades, ayons pour principe d'opérer de suite toute appendicite reconnue quel que soit le

jour de l'appendicite, même dans les premières heures, surtout dans les premières heures, nous souvenant de cette parole de Roux : « tout sujet atteint d'une première attaque d'appendicite, ne doit pas dormir tranquille, jusqu'à ce qu'il ait son appendice dans sa poche ».

LES DIVERS MODES DE TRAITEMENT CHIRURGICAL DE L'APPENDICITE.

1° Résection à froid.

On attend ordinairement trois semaines après la fin de la crise. Le malade est préparé comme pour toute opération chirurgicale sur l'abdomen. La meilleure incision à froid comme à chaud, celle qu'on doit faire chaque fois que la chose est possible, c'est l'incision passant par le point de Mac-Burney, incision presque verticale et ouvrant la gaine du grand droit.

Un excellent procédé, pour éviter les éventrations, est celui du Jalaguier. On trace l'incision sur le milieu de la gaine du grand droit ; on sépare le muscle de sa gaine en allant d'abord jusqu'à son bord externe ; puis on contourne le muscle et on se dirige vers sa partie interne. C'est vers le milieu du feuillet postérieur de la gaine que l'on fait l'ouverture par laquelle on pénètre dans l'abdomen. Pour la reconstitution de la paroi, on suture ce qu'on avait divisé ; de plus, on fixe le bord externe du grand droit au sommet de l'angle dièdre formé par le dédoublement de l'aponévrose du petit oblique.

Le péritoine étant incisé avec précaution, on protège les anses intestinales à l'aide de compresses stérilisées et avec les doigts on cherche l'appendice. On décolle les adhérences qui ont pu se former au voisinage de l'organe malade. Celui-ci est isolé ; un coup de ciseau le sépare de son méso au ras du cæcum, on écrase le vermium à son point d'insertion cæcal à l'aide de l'angiotribe de Doyen; on lie en masse les tissus réduits à une toile séreuse, et on détache l'organe d'un coup de ciseaux : on faufile une suture en bourse autour du moignon : ce faufilé à la soie fine prend la séreuse et une légère épaisseur de la musculeuse ; on serre le nœud et le moignon appendiculaire est englouti vers la cavité cæcale ; on ferme alors la plaie par plusieurs plans de sutures, d'abord le péritoine, puis les aponévroses et les muscles se correspondant, enfin la peau.

2° Péritonite généralisée

Bien que l'intervention donne de mauvais résultats il faut quand même offrir aux malades la seule chance de survivre qu'il leur reste, il faut faire la laparotomie. Les chances de succès augmenteront si la péritonite est toute récente et si le malade n'est pas encore intoxiqué. La péritonite septique diffuse est presque irrévocablement mortelle ; « à moins que le malade ne soit tombé dans « le collapsus, la laparotomie avec le traitement com-

« plémentaire qu'elle comporte me semble préférable à « l'inhumain abandon. Quelques faibles que soient ses « chances de succès, il n'est pas admissible à mon sens « qu'on en prive le malade ». (Delorme, *Bull. Académie Méd.*, 1899.)

L'intervention doit être conduite avec une très grande rapidité : 5 minutes au plus. Incision iliaque droite, découverte et section de l'appendice après ligature simple. La main étant alors introduite dans l'abdomen entre la paroi et les anses intestinales, le bistouri tenu dans la main droite incise sur la saillie de l'autre main et ouvre ainsi une série de boutonnières par où va s'assurer le drainage de l'abdomen. On les dispose ainsi : une sur la ligne médiane, deux dans les fosses iliaques, deux dans les fosses lombaires et parfois une dernière dans le cul-de-sac vaginal. On fait ensuite un immense lavage à l'eau salée. Le nettoyage étant terminé on place dans chaque orifice un gros drain entouré d'une lamelle de gaze ; on ne fait pas de suture. On entoure le malade de bouillottes pour combattre le refroidissement ; on injecte sous la la peau deux litres d'eau salée par jour. Des lavements et de légers purgatifs combattent la paralysie intestinale. Ether. Oxygène. Alcool.

3° Périappendicite. — Péritonite suppurée enkystée.

Dans ce cas, ou bien la collection n'est pas nettement limitée et on a un gâteau périappendiculaire, ou bien l'abcès s'est formé et il est encore de petite dimension :

On est au deuxième, troisième, quatrième jour du début. Lorsque le malade est endormi, la contracture et l'hyperesthésie étant disparues, il est souvent facile de préciser le siège exact de la collection de pus : la règle est d'inciser au point le plus saillant. A peine le péritoine est-il incisé qu'il s'écoule un jet de pus d'odeur fétide; les parois de cet abcès paraissent formées de fausses-membranes molles qui doivent être soigneusement respectées. Si l'abcès est plus profond et qu'on ne sente pas la fluctuation, on protège d'abord les anses intestinales hyperhémiées à l'aide de compresses stérilisées et, avec les doigts, on cherche l'abcès et on l'évacue en ayant toujours soin de ne pas déchirer les adhérences qui protègent la cavité abdominale; une goutte de pus, échappée par mégarde, déterminerait une péritonite mortelle; l'opération n'est donc pas sans danger.

Quand l'abcès est vidé, on cherche l'appendice, manœuvre peu commode, surtout s'il y a plus de trois jours que les accidents ont débuté. On arrache quelques adhérences à l'aide du doigt ; on s'arrête si la découverte de l'organe peut entraîner l'ouverture de la portion saine du péritoine. Si on le sent, on le décolle soit avec les doigts soit avec des ciseaux ou une sonde cannelée ; on coupe tout ce qui tient sans rien pincer sans s'inquiéter du sang qui peut s'écouler; puis on le lie au ras du cæcum. Si le pus n'est pas abondant et que le cæcum n'en est pas baigné, après avoir lié le moignon, on détruit la muqueuse avec le thermocautère ou on l'excise avec une paire de ciseaux, et si le péritoine viscéral recouvrant le cæcum n'est pas enflammé et n'a pas perdu son aspect poli ordinaire on fait une suture en bourse qui rejettera le moignon à l'intérieur du cæcum en supposant que le moignon suppure, le pus s'écoulera dans l'intestin. Mais quand le vermium est fortement endommagé et que tout l'appendice est noyé dans le pus, point n'est besoin de prendre tant de précautions : on se contente de mettre une mèche au contact du moignon, une ou deux autres dans le petit foyer de l'abcès et on fait le pansement. 48 heures après, ce pansement est complètement mouillé ; on retire les mèches ; on en remet une pendant deux jours et en général on peut panser à plat ; au bout de huit jours la suppuration est tarie.

Même pour les petits abcès, beaucoup de chirurgiens, craignant à bon droit d'ouvrir, par des manœuvres intempestives, un passage pour le pus à travers les adhérences et de souiller ainsi le péritoine, préfèrent laisser à la nature le soin d'éliminer l'organe malade par la suppuration, quittes à intervenir de nouveau si la suppuration se prolonge outre mesure ou s'il se produit des fistules inguérissables. Sur 47 appendicites opérées à chaud par M. Broca, 3 seulement ont subi la résection. M. Broca croit que moins on touche aux adhérences, moins on a de mortalité : « Je crois mauvais en principe de compléter l'ouverture d'un abcès chaud appendiculaire par la recherche et l'extirpation de l'appendice. Certes si l'appendice se présente à moi, je le cueille, mais c'est l'exception ; la plupart du temps on ne le voit pas à moins qu'on ne le dégage de ses adhérences ; or les adhérences sont le salut et l'incision simple sauve invariablement la vie des sujets. Presque toujours l'appendice se rétracte, se sclérose et reste difinitivement silencieux ». (Société de chirurgie, 11 juillet 1899).

Si l'abcès n'est pas superficiel l'opération est plus délicate encore. Un malade qui présente un abcès rétrocæcal peut ne pas souffrir du tout à la palpation de la fosse iliaque droite ; lorsque le ventre est ouvert, on constate que le cæcum congestionné est refoulé en avant et aplati ; on le décolle par derrière ; un flot de pus jaillit ; on vide et on draine. Dans les abcès péri-appendiculaires perdus au milieu des anses intestinales l'opération est encore plus difficile ; on doit penser à cette opération lorsque la douleur est diffuse et que le malade a présenté des troubles du côté de la vessie. Après l'incision classique, on tombe sur des masses vascularisées adhérentes entre elles ; on les décolle ; si on ne trouve pas de pus dans la fosse iliaque droite ni en aucun point en rapport avec le cæcum, on continue à décoller des anses adhérentes et on finit par ouvrir une collection de pus fétide pouvant siéger à gauche et plonger même dans le pelvis. On place un drain et une mèche de gaze et on fait le pansement.

Le 4 Octobre 1897, M. Pauchet fut appelé par le Dr Cayet (de Doullens) pour un garçon de 4 ans qui présentait depuis huit jours des accidents péritoniques. Il fit l'incision classique et ne trouva autre chose que des anses intestinales rouges et agglutinées. Il fouilla avec précaution dans tous les sens et finit par découvrir à gauche un abcès perdu au milieu des anses intestinales. Il l'évacua et plaça un drain. L'enfant guérit avec une petite éventration qui s'est réduite spontanément par la suite. Le siège de cet abcès s'explique aisément quand on songe que l'appendice souvent long et parfois enroulé autour de la terminaison de l'iléon, la perforation dont il est le siège est le point de départ d'un abcès situé loin du cæcum.

Lorsque l'appendicite est au sixième, dixième, quinzième jour, l'abcès peut être très volumineux; l'appendice est caché par les adhérences ou détruit et les masses intestinales sont trop friables pour qu'on ose les décoller et chercher l'appendice. Il est préférable de le traiter comme un abcès simple et ne pas s'entêter le plus souvent sans succès à le trouver. Si les récidives ne surviennent pas toujours c'est que le vermium est sphacélé ou bien scléreux, ratatiné, petit, sans vie. Dans ces cas traités par l'incision simple, on ne doit pas faire de lavages dans la cavité de l'abcès, du moins le jour de l'opération. On passe simplement deux mèches de gaze stérilisée entre la paroi abdominale et la masse intestinale, une troisième profondément enfoncée dans la cavité purulente et on finit le pansement; on peut se servir d'un gros drain en caoutchouc entouré d'une lamelle de gaze et allant jusqu'au fond du foyer. On ne fait jamais de suture. Dans certains cas, une contre ouverture est nécessaire, c'est lorsque le foyer est volumineux et que le pus s'accumule en des points déclives : cette contre ouverture se fait ordinairement au niveau de la région lombaire.

Chaque jour il faut avoir soin d'examiner soigneusement l'opéré au point de vue de l'état du pouls et de la température; la suppuration dure en effet longtemps et si la plaie n'est pas maintenue béante, il se fait de la rétention et on voit alors apparaître de nouveaux signes d'infection. Tant que l'appendice n'aura pas été éliminé ou ne se sera pas sclérosé la suppuration subsistera : que la plaie se ferme trop tôt, une nouvelle intervention deviendra nécessaire. Les grandes collections uniloculaires qui datent de quinze à vingt jours guérissent très bien et si l'opéré est bien surveillé, relativement assez vite, car, en règle générale, l'appendice est détruit et les parois du foyer sont nettement étalées. Mais est-il besoin d'insister qu'il est coupable d'attendre qu'un foyer soit devenu si important pour opérer, quand on sait qu'à tout moment il peut s'ouvrir dans le péritoine, dans la vessie, dans l'intestin grêle ou être cause d'une autre complication souvent mortelle.

On peut quelquefois rencontrer plusieurs abcès développés autour de l'appendice : Chaque fois qu'on incisera un abcès péri-appendiculaire, on se rendra compte à l'aide du doigt qu'il n'existe pas de collection voisine. Pendant les jours suivants, si la température persiste, ou si après être tombée elle remonte de nouveau, il faut palper l'abdomen et rechercher avec le plus grand soin l'existence d'un foyer secondaire. Si le lendemain de l'opération la fièvre est disparue et que le pouls marque 90, si les vomissements se sont arrêtés et que le malade a eu des selles et a rendu des gaz, on peut être assuré du succès. Il faut absolument, et le plus tôt possible, que l'opéré ait des selles et des gaz; l'opium est contre indiqué comme après toute opération touchant l'intestin; en paralysant l'intestin, il diminue sa résistance ce que faisaient déjà beaucoup trop les toxines secrétées au niveau de l'appendice.

L'opération idéale, celle qui sera suivie nécessairement de succès, est l'extirpation de l'appendice malade dans *les premières heures* de l'affection : les anses intestinales ne sont pas encore congestionnées ; le péritoine est sain ; l'état général est encore bon ; l'organisme n'est pas intoxiqué. L'appendice est enlevé très facilement, le moignon est refoulé selon la méthode classique dans la cavité cæcale et on ferme la plaie extérieure sans drainer. Cette opération n'est pas plus dangereuse que la cure radicale de hernie.

SUITES NORMALES D'UNE APPENDICITE OPÉRÉE.

Lorsqu'une appendicite a été opérée à froid la guérison est certaine et rapide; la plaie, comme toute plaie aseptique, guérit sans suppuration en quelques jours. Si elle a été opérée dans les premières heures de son évolution, l'hypéresthésie, la contracture de la paroi disparaissent à l'instant, la fièvre tombe, le pouls bat 90, le ventre redevient souple et, signe caractéristique de la guérison certaine, les matières fécales reprennent leurs cours normal.

Si l'intervention a porté sur un abcès péri-appendiculaire, et si l'appendice à été réséqué, tous les symptômes généraux et locaux s'évanouissent pourvu que l'organisme n'ait pas été infecté déjà et qu'il ne se soit pas produit d'abcès métastatiques, dans le foie, le rein, etc... Les drains sont enlevés au bout de 2 à 3 jours; la suppuration tarit en 7 ou 8 jours et la plaie se ferme. La purulence peut durer cependant un certain temps; elle est alors due le plus souvent au fil qui serre le moignon et qui sera éliminé.

Quand l'abcès est plus volumineux, le foyer met plus longtemps à se combler par le bourgeonnement de ses parois; de plus la suppuration peut s'éterniser soit à cause de la présence de l'appendice dans la cavité, ou d'un calcul, soit à cause des clapiers qui se sont formés et qui se vident mal. On est alors obligé, pour hâter la guérison, de faire de grands lavages et quelquefois une contre ouverture qui permettra au pus de s'écouler facilement.

Lorsqu'on opère une péritonite généralisée, suite d'une appendicite suppurée, les chances de guérison sont minimes ; ordinairement le malade meurt dans les vingt-quatre heures avec un facies péritonéal caractéristique, de l'hypothermie, un ventre ballonné, un pouls très rapide et l'arrêt complet des matières fécales.

Cependant l'intervention doit être faite, puisqu'on cite des cas de guérison. Dans ce cas le ventre devient plat, la fièvre tombe en même temps que le pouls se ralentit, enfin des gaz et des matières fécales sont expulsés : l'intestin a reconquis ses fonctions.

COMPLICATIONS.

Les appendicites opérées à froid ou dans les premières heures de la crise guérissent rapidement sans présenter aucun retard et sans incident. Les abcès péri appendiculaires ou les cas de péritonite généralisée susceptible de guérir, présentent quelquefois une convalescence post-opératoire un peu longue par suite de complications légères ou graves. Celles-ci sont immédiates ou éloignées.

Comme complications immédiates, nous passerons en revue : la phlébite, la longue suppuration, les abcès secondaires, la péritonite aiguë, la sortie de l'intestin au dehors, les fausses crises; comme complications éloignées: les récidives, les fistules, les éventrations, les occlusions intestinales, les fausses récidives, les salpingites.

Phlébite. — L'apparition d'une plébite, avec ses symtômes ordinaires, douleurs, engourdissement, fièvre, œdème de la jambe, etc., ne doit pas étonner puisque la veine iliaque interne droite est en rapport de contact avec l'appendice; les micro-organismes de ce dernier même, s'il ne s'est pas formé de collection purulente, ont pu traverser ses parois, comme cela arrive pour toute portion de l'intestin malade et atteindre la veine qui a réagi à leur contact : péri-phlébite, endo-phlébite, et thrombus. Cette complication peut être redoutable si les microbes sont doués d'une grande virulence, le caillot obturateur peut suppurer et une pyohémie fait disparaitre, l'opéré guéri pourtant de son appendicite. (Voir observation XV (appendicite téoplasique). Chez un malade de M. Quénu, on constata trois semaines après l'intervention une phlébite de la veine fémorale. Chez ce même malade, on ouvrit dix jours après, un abcès secondaire au niveau de l'arcade crurale. M. Jalaguier a noté la phlébite chez deux de ses opérés : une fois avant, l'autre fois après l'opération.

Longue suppuration. — La longe suppuration est très rare après l'appendicectomie : les fils seuls peuvent en être cause, mais, lorsqu'on traite une péri-appendicite suppurée par l'incision simple, on n'agit que sur la manifestation palpable de l'affection : la cause est restée cachée au fond de la plaie et continue à l'infecter jusqu'à ce que le vermium se soit éliminé : c'est ce qui existe ordinairement ; parfois cependant l'appendice se sclérose et la suppuration tarit très vite ; il arrive aussi qu'une partie de l'organe malade est seule détruite à cause du peu de virulence des agents microbiens ou d'une disposition anatomique spéciale. Mais le plus souvent tout l'appendice se gangrène et la suppuration continue jusqu'à ce qu'il soit expulsé avec les liquides septiques qui inondent le pansement.

Les agents pathogènes peuvent avoir dans certains cas une virulence spéciale que ce soit le colli-bacille, le streptocoque, le bacille de Koch ou l'actinomycète. Ces micro-organismes qui ont détruit la totalité ou une partie de l'appendice peuvent faire participer le cæcum au même processus inflammatoire. Des plaques de sphacèle apparaissent sur le cæcum, cause nouvelle à leur chute de fistules stercorales qui faisant communiquer l'intestin et le foyer éterniseront la suppuration. M. Quénu a cité un cas de gangrène des lèvres de la plaie opératoire. Dans le *Journal des patriciens* du 23 avril 1899, M. Planquinque, chirurgien de l'Hôtel-Dieu de Laon, en cite un autre : une plaie s'est recouverte au bout de deux jours d'un enduit grisâtre de sphacèle répandant une odeur de gangrène dans la chambre. Dans un autre cas de M. Poirier la chute des plaques de gangrène détermina l'ouverture de la veine circonflexe iliaque qui fut suivie d'une hémorrhagie rapidement mortelle. Tant que ces plaques de gangrène qui tapissent les lèvres de la plaie aussi bien que les parois de l'abcès n'ont pas été éliminées tant que les fistules stercorales, s'il s'en est fait, ne se sont pas fermées, la suppuration continue et pourra mener le sujet à un degré de cachexie très prononcée.

On a vu des cas d'ulcération du cæcum déterminée par le contact prolongé des pièces de pansement et particulièrement de la gaze iodoformée (cas de Poncet et Jaboulet).

Quand l'abcès est profond comme l'abcès retro-cæcal, l'abcès pelvien, l'abcès interne enkysté au milieu des anses intestinales, le pus peut trouver difficilement à s'échapper par la plaie, il s'accumule et séjourne dans les culs-de sac du foyer, véritables clapiers qui se vident de temps à autre, lorsque la tension du liquide septique est devenue assez forte pour se frayer un passage à travers les adhérences de nouvelle formation. Lorsqu'on s'aperçoit de cet état de chose et qu'on veut y mettre ordre, l'organisme déjà ruiné par l'affection, intoxiqué par les toxines résorbées au niveau du foyer, réagit mal, le bourgeonnement se fait lentement, la suppuration est interminable.

Le terrain a aussi une grande influence sur la rapidité de la guérison. Il est certain qu'un jeune homme bien portant jusqu'alors, guérira plus vite qu'un alcoolique, un vieillard, une diabétique.

Lasègue a fait la remarque que certaines typhlites à répétition aboutissaient à la tuberculisation du cæcum. Cette typhlite tuberculeuse peut s'accompagner d'appendicite tuberculeux avec formation d'abcès péri appendiculaire. Richelot soutient même que bon nombre d'appendicites aiguës, dites simples, peuvent être considérées comme une manifestation de la tuberculose. Les observations de Benoist (th. Paris 93) confirment cette opinion et montrent qu'il est parfois impossible d'affirmer, ou même de soupçonner, la nature tuberculeuse d'une appendicite. Ces abcès périappendiculaires spécifiques évoluent comme des abcès froids. Peu dangereux en eux-mêmes, ils ont une marche lente, insidieuse ; après leur ouverture la guérison n'arrive pas et le chirurgien est souvent obligé de curetter la poche, d'enlever l'appendice et parfois de réséquer le cæcum.

L'actinomycose peut se greffer sur le cæcum et l'appendice, elle amène la formation d'abcès irréguliers à prolongements multiples et anfractueux qui renferment des grains caractéristiques constitués par des colonies d'actinomycètes. Comme dans tous les autres points du corps atteints d'actinomycose, la guérison ne survient qu'après l'ablation totale de tout le foyer.

Abcès secondaires. — Les abcès secondaires sont un des accidents immédiats de l'appendicite suppurée traitée par l'incision simple. On n'en voit jamais quand l'organe est enlevé. Lorsque l'opération à été précoce et que l'abcès n'a pas eu le temps de prendre de grandes dimensions, le point malade du vermium peut se cicatriser et la guérison s'en suit ; mais l'appendice peut présenter deux perforations; pendant que le foyer superficiel disparait, le second évolue insidieusement et peu à peu repousse devant lui les parois du premier jusqu'à ce qu'il s'ouvre à l'extérieur. Une seule perforation suffit quelquefois pour former deux abcès successifs : tout l'appendice n'est pas détruit par la suppuration ; il en reste un bout qui se gangrène et produit un nouveau foyer. M. Pauchet a opéré il y a quelque temps un malade qui avait un abcès gros comme une noisette, et un appendice plein de pus gros comme une verge d'adulte en érection : il aurait laissé l'appendice que le foyer principal n'aurait pas été ouvert.

D'autres abcès peuvent se former à une certaine distance du foyer appendiculaire sans connexion apparente avec lui, méritant le nom d'abcès métastatiques, quelle que soit la valeur qu'on attache à ce terme. Ces abcès occupent les points les plus variés ; ils sont intra ou sous-péritonéaux, siègent dans la paroi abdominale ou dans les organes éloignés.

Des abcès sous-péritonéaux, l'abcès lombaire est le plus fréquent ; il nécessite une incision postérieure.

Dans la variété crurale, l'abcès vient faire saillie à la partie supérieure de la cuisse en suivant le canal iliaque ou la gaine des vaisseaux fémoraux.

Dans la variété iliaque, les localisations sont souvent confondues avec des collections intra-péritonéales.

Les abcès intra-péritonéaux se développent entre les anses d'intestin grêle, dans le petit bassin à la partie supérieure de la vessie, dans la fosse iliaque gauche, sous le diaphragme, etc. Ces abcès se rapprochent notablement de ceux de la péritonite aiguë par perforation appendiculaire ; ils appellent une intervention presque immédiate.

Les abcès à distance de la paroi abdominale se présentent non dans les formes aiguës de la pérityphlite, mais au contraire dans les formes subaiguës ou chroniques dans celles précisément où le traitement médical est classiquement suffisant. Ces abcès se produisent au niveau de la fosse iliaque droite, de l'ombilic, de l'apothyse zyphoïde, dans la gaine des muscles droits.

Les abcès du foie se développent dans le cours d'une appendicite aiguë ou chronique alors que les phénomènes graves du début se sont calmés ou encore après une intervention pour appendicite, lorsque déjà les agents virulents ont été transportés par la veine porte dans le foie. L'état général devient très grave ; le foie est tuméfié, douloureux dans toute son étendue ; la fièvre est remittente, le malade présente les symptômes de l'ictère grave. Le pronostic est fatal ; toute intervention est inutile.

Parmi les autres suppurations à distance nous n'indiquerons guère que les suppurations pleuro-pulmonaires. Il arrive qu'elles sont formées par l'ouverture dans la cavité pleurale d'une collection de pus, mais elles peuvent être aussi le résultat d'une lymphangite. Ces pleurésies purulentes sont presque toujours enkystées.

Citons en terminant les abcès pulmonaires, les endocardites, les abcès cérébraux, les parotidites suppurées et les abcès de la rate.

L'évolution de ces abcès est différente suivant leur siège. Les abcès de la paroi ne s'accompagnent que des phénomènes généraux très légers ; leur ouverture amènera la guérison, tandis que tout est à craindre lorsqu'ils se forment dans les viscères.

Péritonite aiguë. — On ne doit pas la considérer comme une complication de l'appendicectomie si cette opération est faite alors que déjà se sont déclarés les symptômes de péritonite généralisée d'origine appendiculaire : dans ce cas le chirurgien a été appelé trop tard.

La péritonite aiguë survient après les interventions sur les foyers péri-appendiculaires lorsque le chirurgien, rencontrant de grandes difficultés à trouver l'appendice, continue quand même à vouloir l'extraire ; il peut déchirer des adhérences protectrices et laisser quelques gouttes de pus maculer le péritoine sain.

On l'observe aussi après l'ouverture dans la cavité péritonéale d'un foyer secondaire méconnu.

Après l'opération la température baisse très rapidement et peut même descendre plus bas que la normale ; mais le pouls reste rapide, filant : c'est cette discordance entre le pouls et la température qui indique la gravité de la complication. Le ventre se ballonne, le tympanisme est très prononcé, le facies péritonéal est caractéristique, etc., le malade meurt en 24-48 heures malgré les applications de glace, les stimulants, les injections d'eau salée. La laparotomie et les grands lavages sont indiqués.

Sortie de l'intestin. — La sortie de l'intestin au dehors ne s'observe jamais dans le cas d'appendicectomie, qu'elle se fasse à froid ou dans les premières heures de la crise : la paroi est suturée et la cicatrisation se fait par première intention. Il n'en est pas de même lorsqu'on ouvre un foyer péri-appendiculaire ; la plaie doit rester béante pour le libre écoulement du liquide septique secrété par les parois de la poche; l'intestin est en contact direct avec le pansement. Si celui-ci n'est pas suffisamment serré, après un effort de toux par exemple, les intestins peuvent quitter la cavité abdominale ; pour éviter cet accident il suffit de mettre un gros tampon d'ouate au-dessus de la gaze qui recouvre la plaie et de bien serrer les pansements.

Fausse-crise. — Pendant les jours qui suivent l'opération on peut parfois craindre une complication très sérieuse alors qu'on est en présence d'une fausse crise. Chez un malade de Gueudecourt (P.-de-C.), opéré le 13 octobre 1899 pour une péri-appendicite par M. Pauchet et que j'ai soigné jusqu'à sa guérison, j'en ai eu un exemple frappant L'abcès était immédiatement sous la paroi ; à peine le péritoine fut-il incisé qu'il s'est écoulé un flot de pus d'une odeur atrocement fétide. Pendant la nuit l'opéré eut encore quelques vomissements ; le pouls resta à 100 ; pas d'évacuation ; on administra un purgatif ; le soir : gaz et selles, pouls 90, plus de vomissement ; le malade était sauvé. 5 jours après nouvel arrêt des matières fécales, ballonnement douloureux du ventre, pouls rapide. Température 37°8. A la palpation, le ventre était sensible, non pas au niveau de la fosse iliaque droite, autour de la plaie, mais immédiatement au-dessus de l'arcade crurale gauche : en ce point le moindre attouchement réveillait la douleur ; le tympanisme était très prononcé dans tout le côté gauche, on administra un lavement purgatif qui fut conservé ; quelques heures après, on lui en donna un second et en même temps le malade prit un purgatif salin. Six heures après une débâcle épouvantable se produisit ; le lendemain le ventre s'était affaissé et tous les autres accidents étaient disparus. On pourrait penser à la formation d'un abcès secondaire et à son ouverture dans l'intestin. Je crois plutôt avoir été en présence d'une obstruction passagère due à une paralysie intestinale d'origine reflexe. Cet opéré avait pris un purgatif le lendemain et le surlendemain de l'opération puis avait cessé d'en prendre : les accidents étaient dûs à la coprostase et disparurent subitement après l'administration d'un purgatif. On observe souvent ces phénomènes chez les femmes quelques jours après l'accouchement.

Récidives. — La récidive ne peut se faire que si l'appendice n'est pas enlevé ; on l'observe donc dans les cas d'appendicite à chaud opérée et traitée par l'incision simple.

Alors que certains chirurgiens éminents ont pour pratique constante de ne pas réséquer l'appendice dans le cas de périappendicite suppurée et croient que moins on touche aux adhérences moins on a de chances de mortalité, d'autres non moins éminents soutiennent, qu'il est toujours préférable de trouver l'appendice et l'enlever pour mettre les opérés à l'abri des récidives.

Dans la séance de la Société de chirurgie du 12 juillet 1898 M. Poirier dit ceci :

« Lorsqu'on ouvre le ou les abcès appendiculaires on n'a fait qu'une opération incomplète, il faut de toute nécessité réséquer l'appendice. D'après mon expérience personnelle, cela est presque toujours possible ; une fois seulement j'ai dû renoncer à extraire un appendice qui descendait dans le petit bassin au delà de la limite que pouvaient atteindre les doigts. Il faut donc de parti pris rechercher l'appendice et le réséquer dans toute sa longueur. C'est d'ailleurs le véritable et seul moyen de ne point oublier quelque abcès qui emporte le malade les jours suivants. L'appendice trouvé et, selon moi, on le trouve toujours en procédant comme je conseille de le faire, il faut le disséquer et remonter jusqu'au point où il se continue avec le cæcum. C'est peut-être parceque l'appendice a été réséqué partiellement que plusieurs malades continuent à souffrir plusieurs années après l'opération ».

M. Reclus répond : « je crois qu'il faut chercher l'appendice parce qu'on a ainsi des chances d'ouvrir les abcès ignorés parfois sans cela. Mais je ne crois pas qu'il soit si utile qu'on le dit d'enlever toujours cet appendice : j'ai cherché dans ma statistique, et dans les 2/3 des cas je n'ai pas enlevé l'appendice depuis 1890, et je n'ai jamais eu de récidive. Elles sont si rares qu'il vaut toujours mieux ne pas courir la chance d'une inoculation du péritoine en faisant, pour trouver l'appendice, les larges recherches de M. Poirier ». M. Brun réplique : « Pour ce qui est tout d'abord de la recherche de l'appendicite dans les abcès péri appendiculaires, je crois qu'il faut le pratiquer le plus souvent possible, sa résection mettant seule à l'abri d'une récidive. Notre collègue Reclus nous a dit, il est vrai, que sur les nombreux malades qu'il avait opérés aucun n'avait eu de crise nouvelle. Je puis en revanche vous citer dans ma pratique personnelle trois exemples d'enfants qui, opérés dans les mêmes conditions, ont dû plus tard subir l'appendicectomie, deux pour fistules persistantes, une pour réapparition de crises inquiétantes.

Je crois donc la recherche de l'appendice utile et je la pratique toujours lorsque je suis appelé à intervenir dans les premiers jours qui suivent la formation de l'abcès. Je n'ai à la suite de cette pratique jamais observé d'accidents et je n'ai en particulier jamais vu se produire l'inoculation péritonéale redoutée de plusieurs de mes collègues. Il est des cas toutefois où je limite mon intervention à la seule ouverture du foyer purulent, c'est lorsque je me trouve tardivement en présence d'appendicite à forme lente, à marche insidieuse, où je me sais exposé à rencontrer de petits foyers multiples isolés, limités par des anses intestinales altérées et ramollies. Je m'abstiens dans ces cas de toute recherche appendiculaire, craignant alors moins l'infection péritonéale généralisée que les ruptures intestinales et les fistules pyostercorales consécutives. »

De cette discussion il découle qu'il faut autant que possible supprimer l'appendice pour éviter les récidives vraies. Mais si on examine les statistiques pour cet accident, on s'aperçoit qu'il est rare. Jusqu'au 12 juillet 1898, M. Reclus n'a jamais vu de récidive dans sa pratique personnelle. M. Quénu en a vu un cas sur trente-cinq opérés. MM. Poirier, Talamon, Richelot en rapportent chacun un cas. M. Broca sur quarante-sept opérés a vu trois récidives. M. Pauchet (d'Amiens) a comme moyenne la proportion de un sur 10.

Comment expliquer ces récidives :

Normalement, après l'ouverture d'un foyer péri appendiculaire, le vermium gangrené s'élimine avec le pus. Cependant : l'extrémité peut être seule détruite; après la guérison il reste une portion de vermium en rapport avec le cæcum et capable de se gangrener plus tard.

La perforation peut se trouver au centre de l'organe, l'extrémité, suffisamment irriguée, subsiste quoique séparée du cæcum; mais qu'une nouvelle poussée inflammatoire se produise dans ses parois et un nouvel abcès évolue.

Le foyer péri appendiculaire est quelquefois le résultat d'une perforation faite par un calcul; si les micro-organismes ne sont pas virulents, le calcul est expulsé et la perforation guérit; avec un second calcul, une seconde perforation pourra se produire plus tard et avec elle une nouvelle attaque d'appendicite.

Enfin l'appendice peut se transformer en un cordon fibreux présentant en son intérieur des foyers microbiens mal éteints qui se réveillent à la première occasion et donnent lieu à une récidive vraie.

Ces récidives se manifestent avec les mêmes symptômes que l'attaque appendiculaire primitive; souvent même les accidents sont plus prononcés et plus dangereux. Le traitement est l'appendicectomie.

Fistules. — Comme nous l'avons vu plus haut une longue suppuration succède fréquemment à l'ouverture d'un foyer péri-appendiculaire, par l'incision simple. Les lèvres de la plaie peuvent se rapprocher au point de s'unir presque complètement avant que la cause de la purulence ne soit disparue. En règle générale le processus gangréneux détruit le vermium qui est expulsé avec le pus après la libération de ses attaches au péritoine et au cæcum. Mais ces attaches, soit à cause de leur épaisseur, soit à cause d'une bonne irrigation sanguine, peuvent être détruites tardivement; de plus, quelques parties de l'appendice peuvent être encore vivantes en sorte que débris morts et vivants continuent à fournir pendant un temps plus ou moins long des éléments à la suppuration; le foyer ne se comble pas; la plaie se ferme et le pus qui se reforme sans cesse entretient une fistule laquelle peut durer de longs mois et ne disparait souvent qu'après une intervention chirurgicale. La guérison a lieu spontanément si les attaches sont légères et se rompent sous l'influence de causes mécaniques comme les lavages, les curettages, la compression des pièces de pansement.

Le vermium, s'il contient des micro-organismes peu virulents, se transforme en tissu fibreux; en différents points il peut présenter des ulcérations qui engendrent de petits abcès au milieu des adhérences et qui arrêtent ainsi la guérison.

Une fistule se produit nécessairement lorsque le foyer est en rapport avec le contenu de l'intestin par une perforation permanente siégeant sur l'appendice, sur le cæcum ou sur l'intestin grêle.

Demoulin a opéré, en 1897, un individu portant une fistule appendiculaire datant de un an; il trouva un organe très adhérent, à parois épaisses, présentant à son sommet une perforation arrondie du diamètre d'une tête d'épingle, à bords nets. Il introduisit par cette ouverture dans l'appendice un stylet fin qui pénétra jusque dans le cæcum.

M. Poncet en rapportant vingt-sept cas d'appendicite dans la *Revue de chirurgie* de 1892, dit à propos des complications : « nous n'avons pas vu persister de fistules purulentes : le pus s'est tari chez nos malades d'une façon plus ou moins rapide suivant les formes morbides ; plus lentement dans les formes aiguës, mais toujours sûrement. En revanche nous avons observé deux cas de fistules stercorales : l'une par l'orifice de l'appendice vers son point d'implantation cæcal après sa résection, l'autre par ulcération du cæcum amenée par le contact trop prolongé de la gaze avec ses parois. L'ulcération cæcale n'entraina aucun trouble de la nutrition générale bien qu'à un moment donné la plus grande partie des matières sortit par cette ouverture contre nature ».

M. Broca opéra en 1898 une fistule dont le point de départ ait une ulcération de l'intestin grêle. Chez un malade traité par M. Potherat, douze jours après l'opération un anus contre nature s'est constitué, un anus en plein intestin grêle, ainsi qu'il a pu le constater trois mois après, lorsque le malade étant tout à fait rétabli il lui ferma son anus contre nature par entérorraphie longitudinale, après complète libération de l'anse intestinale. Chez un malade de 21 ans traité par M. Rioblanc, médecin-major à l'hôpital militaire de Lyon, le cæcum fut mis à nu sur une longue étendue et se sphacéla; à la chute de la plaque gangrenée, un anus contre nature se produisit.

Dans sa leçon clinique du 11 mai 1898, M. Reclus disait : « l'extirpation du vermis n'est pas aussi nécessaire qu'on le croit, je n'ai jamais eu de récidive. Brun rapporte une observation sur un malade qui après incision de l'abcès sous ablation de l'appendice, vit se produire une suppuration de la fosse iliaque et l'intervention montra un clapier au fond duquel était l'appendice distendu par un calcul stercoral. Routier possède, je crois, une observation de ce genre et j'ai opéré avec Richelot un jeune homme qui conservait une fistule iliaque; un large débridement nous mena sur l'appendice perforé ». Si l'on prend l'observation de M. Brun, on lit ceci : « J'introduis une sonde cannelée dans le trajet, je débride sur cette sonde, ce qui m'amène à inciser toute l'épaisseur de la paroi abdominale, muscles et aponévroses, on aperçoit au fond de la plaie un cordon blanchâtre longitudinalement dirigé. La plaie est agrandie en haut et en bas et j'arrive péniblement à isoler l'appendice extrêmement adhérent, pour ainsi dire inclus dans la paroi. Arrivé sur l'extrémité cæcale je place une ligature au catgut, et j'enlève l'appendice qui était dirigé parallèlement à la paroi de bas en haut.

Après curettage du bout central, on oblitère la lumière du moignon par quelques points de suture au catgut fin. Une mèche de gaze stérilisée est laissée dans la plaie dont quelques points de suture rétrécissent l'étendue. L'appendice enlevé est dur, rigide. il est coudé à angle droit à son extrémité terminale. Les deux tiers supérieurs sont rectilignes et terminés comme en masse. Le bout terminal est représenté par une sorte de grain de raisin rattaché du reste à l'appendice par du tissu fibreux. A l'incision de l'appendice on voit que ses parois sont épaissies. La muqueuse se présente avec un aspect boursouflé; au niveau de la partie terminale de la première portion elle est plus injectée et rougeâtre.

La petite tumeur terminale est complètement isolée du reste de l'appendice, elle est distendue par un liquide brunâtre d'odeur infecte et contient un calcul stercoral en forme de galet et du volume d'un gros pois ».

M. Pauchet a opéré un certain nombre de malades portant des fistules ; il a toujours trouvé un ou deux calculs dans l'appendice. M. Potherat trouva onze grains de plomb chez un chasseur. Buscarlet, de Genève, trouva un noyau de prunelle; l'enfant avait mangé de ces fruits quelques jours avant sa pérityphlite.

Lorsque l'appendicite est de nature tuberculeuse le cæcum est presque toujours pris avec l'appendice et la fistule est due aux ulcérations inguérissables de ces organes et aux fongosités qui comblent le foyer, Dans les trente-cinq cas d'intervention d'appendicite tuberculeuse rapportés dans la thèse d'Aynes on relève quatre fistules, dans un, le cæcum fut trouvé volumineux, épaissi, lardacé, d'aspect presque cancéreux; le méso était épais, dur, comme truffé de ganglions hypertrophiés.

« Dans l'appendicite actinomycosique, le cæcum, le péritoine et les parois sont souvent pris avec l'appendice; il y a presque toujours formation de fistules multiples dont les unes occupent la cicatrice, les autres sont plus ou moins éloignées. Celles qui sont sur la cicatrice sont ordinairement profondes; les autres au contraire sont le plus souvent superficielles et le stylet est arrêté aussitôt qu'on essaie de pénétrer profondément. Le ramollissement et la fistulation des points malades sont précédés de l'apparition d'une tache bleu-violet » (1).

Ces fistules post-opératoires sont relativement bénignes comparativement à la gravité de l'affection qui leur a donné naissance. Les petites fistules fécales par perforation de l'appendice du cæcum ou de l'intestin grêle guérissent ordinairement d'elles-mêmes dans un laps de temps qui varie de quelques jours à plusieurs mois. Si cependant la perforation intestinale est importante et a

(1). Observation de GANGOLPHE professeur à la faculté de Lyon (In *thèse* de Hinglais).

l'aspect d'un anus contre nature, l'intervention devient sérieuse : elle peut aller jusqu'à la résection de l'anse iléo-cæcale. Le traitement ne doit être appliqué qu'après avoir fait l'examen bactériologique du liquide septique qui s'écoule et des parois. Si la fistule n'est ni tuberculeuse ni actinomycosique, avant de se décider pour l'opération sanglante, on doit chercher à supprimer la cause de la suppuration prolongée par des moyens mécaniques. Les lavages détacheront les débris mortifiés et par leur action irritante ils donneront une nouvelle vie aux bourgeons charnus des parois. Une injection de teinture d'iode, l'introduction de crayons d'iodoforme, quelques cautérisations au chlorure de zinc pourront être employés. Si ces moyens ne suffisent pas, on peut dilater le trajet avec l'éponge préparée ou avec la laminaire si toutefois le trajet n'est pas tuberculeux : ces essais de dilatation dans ce cas ne donnent aucun résultat et de plus ils sont très-douloureux. Le curettage suffit souvent à éliminer complétement la cause de la suppuration : on bourre alors la cavité avec de la gaze iodoformée qui peu à peu est refoulée à l'extérieur par le bourgeonnement et la guérison survient. Quand la suppuration est due à la présence dans le vermium ulcéré ou dans la cavité purulente d'un corps, étranger, d'un calcul, d'une concrétion stercorale, on sera souvent obligé d'ouvrir largement pour atteindre ces corps et les enlever en même temps qu'on supprimera l'appendice s'il existe encore. Enfin si la fistule est tuberculeuse ou actinomycosique il faut faire l'excision de toutes les parties atteintes, faire l'entérorraphie s'il le faut et en même temps ordonner le traitement médical approprié.

Éventration. — L'éventration est l'accident le plus commun survenant chez les individus opérés pour une péri-appendicite à chaud et traités par l'incision simple. Dans les appendicectomies à froid, alors que le chirurgien a pû, grâce à l'aseptie, réunir par première intention les lèvres de la plaie on voit même des éventrations ; à plus forte raison seront-elles fréquentes lorsque la plaie sera pansée à plat.

Dans la thèse de Mlle Gordon, on en trouve 13 sur 45 cas, soit une moyenne de 28, 1 0/0 ; Sonnemberg donne dans sa pratique une moyenne de 15, 2 0/0. Dans la thèse de Coittier, sur 47 cas opérés par l'incision simple 14 ont eu de l'éventration.

L'éventration reconnait pour cause l'écartement des fibres musculaires de la paroi abdominale. On la trouve chez des femmes à tissus lâches, de mauvaise qualité, présentant d'énormes vergetures et enceintes coup sur coup ; on la trouve aussi chez les individus ayant reçu des blessures accidentelles avec section des muscles et chez ceux qui ont subi la laparatomie, la paroi abdominale offre en un point donné une trop faible résistance contre la poussée considérable de la masse intestinale et elle se laisse distendre de plus en plus. Dans le cas d'appendicite, l'éventration ne se fait jamais lorsque l'incision porte à la partie externe de la masse sacro-lombaire comme dans l'incision de Sonnenburg : c'est pour éviter cet inconvénient que « Frank Hartley conseille d'ajouter au drainage antérieur, un drainage postérieur, lui permettant d'enlever le drainage antérieur au bout de

très peu de temps favorisant ainsi la réunion plus rapide de la plaie tout en assurant l'écoulement par le drain postérieur » (Th. Mlle Gordon, Paris, 1896). L'éventration est presque certaine lorsque l'opéré se lève trop tôt avant que le tissu cicatriciel ait subi une rétraction suffisante. Il est même étonnant qu'elle ne soit pas la règle dans tous les cas. En effet dans le traitement par l'incision simple le pansement se fait à plat, la suppuration dure plus ou moins ; une anse intestinale se trouve visible entre les lèvres de la plaie. Des bourgeons charnus bordent les deux lèvres qui semblent ainsi se rapprocher en même temps que d'autres bourgeons charnus recouvrent l'intestin. Le tissu cellulaire de nouvelle formation comble et au delà la solution de continuité, puis, peu à peu, se retracte, durcit et rapproche les lèvres de la plaie de quelques centimètres seulement, en sorte que derrière la cicatrice se trouve l'intestin immédiatement accolé à elle. Lorsque le sujet se lèvera la tension intra abdominale, augmentée par suite de la contraction des muscles abdominaux, agira principalement sur la cicatrice, l'affaiblira peu à peu et finira par la distendre. Il faut quelques semaines pour qu'elle commence à céder et qu'elle donne naissance à une hernie qui, définitivement constituée, présente les caractères suivants : « Elle siège toujours sur la cica-
« trice en un point quelconque qui peut être le milieu
« ou l'une des extrémités. Il peut y avoir seulement
« pointe de hernie ou bien on peut observer une tumeur
« de volume variable depuis celui d'une noisette jusqu'à
« celui du poing. Ces hernies se développent progressi-
« vement et lorsqu'elles ont acquis un volume considé-

« rable, elles se présentent au niveau de la fosse iliaque « droite sous forme de tumeurs ovalaires à grand axe « généralement oblique dont la longueur dépasse rare- « ment celle de la cicatrice et dont la largeur est varia- « ble de un à plusieurs centimètres, quelquefois 8 ou 10. « La ligne cicatricielle n'occupe pas toujours l'équateur « de la hernie, elle peut être plus rapprochée d'un pôle « que de l'autre. Elle est étalée, lisse d'une coloration « qui varie du blanc mat au rouge cuivré. Au niveau de « la ligne cicatricielle la peau est fortement distendue ; « en la plissant entre les doigts, on parvient facilement « à se rendre compte de sa minceur et l'on sent l'intes- « tin sous cette membrane dont l'épaisseur dans certains « cas ne dépasse pas 1 ou 2 millimètres. La tumeur est « généralement molle, sonore et très facilement disten- « due. L'anneau herniaire de largeur variable a des bords « nettement circonscrits. Dans le décubitus horizontal, ces « hernies se réduisent d'ordinaire spontanément et com- « plètement ou bien elles peuvent être facilement réduites, « mais elles se reproduisent immédiatement lorsque le « malade fait le moindre effort ou qu'il prend la position « verticale. Enfin elles sont rarement douloureuses. (1) »

Il n'est rien qui puisse faire disparaître ces hernies sinon la cure radicale : le principe est d'enlever la cicatrice et de reconstituer une paroi abdominale complète, en réunissant plan par plan, les aponévroses avec les aponévroses, les muscles avec les muscles. Cette opération est très difficile ; il faut s'attendre lorsqu'on libérera les anses intestinales de leurs adhérences avec la paroi

(1) Cochot, Th. Paris. 1888.

et avec elles-mêmes, à provoquer des déchirures qu'il faudra suturer immédiatement.

Fausses récidives et occlusions intestinales vraies. — Les fausses récidives sont dues à des adhérences péricæcales. Ce fait a été mis en lumière par M M. Demoulin, Tuffier, et Richelot.

« L'obstruction intestinale, dit Tuffier, consécutive à l'appendice ne me paraît pas étudiée. Je crois que certains accidents, étiquetés appendicite à rechutes ne sont que des phénomènes d'obstruction intestinale par lésion de l'appendice et le diagnostic différentiel me paraît possible. J'ai observé deux exemples bien nets de cette variété d'accidents; l'un surtout est remarquable puisque j'ai pu suivre l'enfant pendant trois ans avant de pratiquer son opération avec le professeur Terrier. Ces cas se distinguent de l'appendicite et de la péritonite locale avec accidents reflexes par l'absence de douleurs dans la fosse iliaque droite, l'absence d'empâtement dans cette région, un toucher rectal négatif, par les signes généraux et l'absence d'accidents fébriles. »

Demoulin rapporte un cas analogue à ceux de M. Tuffier dans lequel, l'appendice était complètement détruit, et n'était plus représenté que par un petit moignon fibreux à la base du cæcum; une corde épiploïque adhérente avait d'abord été prise pour l'appendice, et des adhérences péritonéales solides réunissaient le cæcum à l'iléon en déterminant une courbure brusque de ce dernier.

Dans le cas cité par Richelot, il n'y avait pas d'obstruction complète mais simplement retention incomplète des matières et des gaz, ballonnement, péritonisme et envies de vomir sans vomissements.

Lorsqu'il se produit une péritonite enkystée, les anses intestinales s'accolent et il se forme une masse au milieu de laquelle se collecte le pus. Quand le foyer est ouvert et que la cavité s'est comblée grâce au bourgeonnement des parois de la poche, les fausses membranes qui tapissent les anses intestinales et les accolaient entre elles se rétractent de plus en plus, en sorte que le cæcum et l'iléon se trouvent fixés et tiraillés douloureusement en tous sens, et ne peuvent par leurs contractions péristaltiques expulser les matières fécales qui s'y accumulent ; de plus il arrive qu'une bride détermine une courbure anormale et brusque au niveau de la valvule iléo-cæcale. Dans certains cas l'intestin peut être comprimé par des ganglions enflammés siégeant dans l'angle iléo-cæcal, en arrière du cæcum ou dans la partie terminale du mésentère. Il ne faut donc pas s'étonner d'observer quelque temps après la guérison de l'appendicite, de la tuméfaction douloureuse de la fosse iliaque droite (Quénu) et de l'obstruction simple simulant une nouvelle attaque d'appendicite : le malade est constipé, puis cesse complètement d'aller à la selle ; pas de fièvre ; le ventre se ballonne et les vomissements apparaissent. Un purgatif fait cesser rapidement ces accidents d'obstruction qui se reproduiront quelques temps après, jusqu'à l'emploi du traitement rationnel qui consiste dans la libération des adhérences et dans la mobilisation de l'anse iléo-cæcal dont les parties reprennent leurs positions et leurs fonctions primitives.

Enfin on peut observer des cas d'étranglement vrai produits par des brides péritonéales ou par l'appendice lui-même, transformé en cordon fibreux. Emerson Brewer a trouvé un appendice mesurant onze pouces, couché transversalement sur la face antérieure du ligament large droit de l'utérus et s'étendant ainsi jusqu'au ligament large gauche; l'appendice avait repoussé l'utérus en arrière. M. Routier a rapporté, à la séance de la Société de Chirurgie du 26 décembre 1894, un cas d'occlusion par un appendice sain ou considéré comme tel. Pourquoi cette complication ne se reproduirait-elle pas après l'ouverture d'un abcès appendiculaire et la transformation fibreuse du vermium ?

Coittier, dans sa thèse inaugurale, cite trois cas d'étranglement interne survenu 8 mois, 1 mois, 7 mois, après l'attaque d'appendicite traitée par l'incision simple. Dans le premier cas, l'opération fut faite par M. Arron, pensant à une récidive au niveau de l'appendice, il fit une première incision un peu au-dessous de l'ancienne : un peu de sérosité dans le péritoine, mais cæcum sain ; deuxième incision médiane qui permet de trouver dans la fosse iliaque droite par la palpation (l'intestin n'est pas dévidé) une anse intestinale figurant un V dont les deux branches sont accolées à leurs extrémités par une double bride qui est sectionnée. Suture de la paroi. Dans les deux cas, on trouva dans le bassin trois brides épiploïques dont une grosse comme le petit doigt, étranglait l'intestin. Intestin grêle très distendu, gros intestin aplati. Dans le troisième cas, une bride serre l'intestin grêle à sa jonction avec le cæcum.

Dans le cas d'obstruction intestinale par étranglement la laparotomie doit être faite d'urgence et la cause de l'étranglement supprimée.

Salpingite. — Une dernière complication éloignée de l'appendicite est la salpingite suppurée. Quoi d'étonnant à ce que l'inflammation se propage à la trompe lorsque le vermium est en contact avec celle-ci? M. Pauchet a opéré pour une salpingite unilatérale, deux femmes qui avaient eu auparavant une appendicite suppurée opérée et traitée par l'incision simple. Ces femmes, malgré les dénégations du chirurgien, étaient convaincues qu'elles avaient une récidive. M. Pauchet enleva à chacune d'elle la trompe malade, et trouva à son contact un cordon fibreux qui n'était autre que l'appendice scléreux.

CAS D'APPENDICITES
OPÉRÉS PAR LE Dr PAUCHET D'AMIENS

OBSERVATION I

Enorme enkystement occupant la moitié droite de l'abdomen. Incision iliaque simple. — Contre-ouverture 15 jours après. Guérison en 5 semaines.

Mme L., 21 ans, soignée par notre confrère le Dr Douriez (Abbeville). Ce dernier qui a observé des appendicites et même en a opéré plusieurs pense dès le début à une salpingite droite à cause du siège pelvien de la douleur. Le diagnostic n'est fait que huit jours après, quand les phénomènes deviennent dramatiques tels que l'appendicite seule les comporte :

Température 40°. Ventre très ballonné. Pouls à 130 mais encore ferme. Respiration rapide. Le palper ne révèle aucune masse, aucun empâtement. La percussion révèle à peine de la matité dans la moitié droite du ventre très tendu.

10 août 1899. Le Dr Pauchet fait une incision iliaque droite. Flots de sérosité louche très fétide. La main introduite dans l'incision montre une cavité descendant dans le pelvis, atteignant le foie en haut et la colonne vertébrale en arrière.

La température tombe le soir même de l'opération ; garde-robes, gaz ; pouls à 100. — 3 jours plus tard température 40°, mais les phénomènes péritonitiques ne reparaissent plus, c'est simplement de l'infection générale ; le Dr Douriez fait chaque jour une injection d'eau salée dans l'aisselle avec l'appareil Potain. La température reste pendant dix jours autour de 39° et la collection se vide mal.

Le 26 août le Dr Pauchet revient voir le malade, lui fait une contre-ouverture lombaire ; le Dr Douriez continue les pansements et la cavité est comblée quinze jours plus tard; cinq semaines après l'opération.

En janvier 1899. Le malade jouit d'une santé florissante, les cicatrices sont solides.

Observation II

Appendicite au troisième jour. — Deuxième crise. — Ouverture d'un abcès et résection du vermis. — Guérison complète en 15 jours.

Joseph S.... 6 ans. Légers troubles gastriques depuis quatre à cinq jours. Perte d'appétit. Le Dr Lamy (Frévent, P.-de Calais), constate un point douloureux à la pression dans la fosse iliaque droite. L'enfant est mis au lit. Température 39°. Pouls à 100. Ventre plat.

Deux jours plus tard, constipation, point de Mac-Burney très net, sonorité dans tout le ventre, pas de masse perçue au palper, d'ailleurs douloureux. Le Dr Lamy appelle le Dr Pauchet le troisième jour. Le malade est éthérisé, On sent alors dans la région cæcale une masse comme un œuf (boudin cæcal auraient dit nos ancêtres).

Incision le 6 avril 1899. On arrive sur une masse épiploïque englobant une masse ferme. Dissociation soigneuse de l'épiploon; un abcès se vide très fœtide. Le pus est bien essuyé avec une compresse. L'appendice est trouvé facilement, détaché lentement de ses adhérences, lié au ras du cæcum; le moignon n'est pas englouti. Deux mèches isolent la cavité abdominale et une troisième est mise au contact du moignon. Les suites sont normales; garde-robes le lendemain avec un lavement glycériné. Les trois mèches sont enlevées le troisième jour. Une nouvelle mèche est remise dans la plaie. La cicatrisation a lieu complètement au bout de quinze jours. L'enfant n'a rien conservé de cet accident.

Observation III

Abcès retro cæcal traité le neuvième jour par incision simple. Fistule opérée dix mois plus tard. Guérison définitive.

Le 15 septembre 1899, le Dr Puche (Athies) voit une jeune fille de 19 ans malade depuis huit jours et se plaignant de violentes douleurs abdominales. Température 39°2. Masse comme le poing dans la fosse ilio-lombaire simulant presque un gros rein. Le lendemain le Dr Pauchet incise la malade. Ouverture très en arrière. Un grand verre de pus est évacué.

Pansement et lavages quotidiens par le Dr Puche. La plaie se ferme au bout de un mois, sauf en un point qui continue à donner un peu de pus.

La malade, qui est une demi-toquée, refuse de se lever, hypnotisée par sa fistule qui l'empêche de croire à une guérison. *Pendant dix mois,* elle garde le lit déclarant trop souffrir pour marcher. Au bout de ce temps M. le Dr Puche l'expédie à Amiens à la clinique du Dr Pauchet qui réopère cette fille. Incision de Jalaguier, sans s'occuper de la fistule. L'appendice est découvert, *bourré de calculs et perforé*. Résection et drainage. Un coup de curette est donné dans le trajet fistuleux. La fistule est fermée trois à quatre jours après. La malade se lève complètement guérie au bout de dix-sept jours.

Excellente santé actuelle. Aucune douleur.

Observation IV.

Appendicite le 9e jour. — Péritonite diffuse. — Incision simple. — Amélioration puis perforation secondaire de l'intestin. — Mort.

Mme X..., bouchère, 30 ans, soignée médicalement par le Dr Letellier (Ressons-sur-Maz) est prise après 8 jours d'une appendicite classique et bénigne, de vomissements, ballonnement du ventre, pouls à 120, etc... Le Dr Tournant (Compiègne) est appelé en consultation et décide avec son collègue de faire opérer la malade.

15 avril 1899, le Dr Pauchet examine la malade, expose à la famille le peu de chance d'une opération faite dans de pareilles conditions, et, assisté de ses deux confrères, fait une simple incision verticale au bord externe du muscle grand droit; lavages; aucune exploration n'est faite, aucune recherche de l'appendice. Des flots de sérosité purulente sont évacués : 2 à 3 mèches sont mises dans la plaie.

Après cette incision, les matières et les gaz reprennent leur cours, les vomissements cessent, l'état de la malade s'améliore.

5 ou 6 jours après, la température s'élève à 39°, le pouls devient rapide ; la malade souffre de nouveau. Deux jours plus tard douleurs déchirantes dans le ventre ; le lait et les potages absorbés par la malade repassent par la plaie. Il s'est donc produit une perforation de l'intestin pas loin de l'estomac. La malade meurt dans l'hypothermie 10 jours après l'opération.

Observation V

Abcès péri-cæcal sans lésion d'appendice (?). — Résection d'un appendice sain. — Abcès secondaire. — Sortie d'une anse grêle. — Fistule intestinale.

En novembre 1899, le Dr Castri (Ault) voit une fillette de 6 ans atteinte de diarrhée depuis 15 jours et souffrant de l'abdomen. L'enfant est tellement geignarde que c'est très difficilement que le confrère arrive par la pression à localiser la douleur à droite et à penser à une appendicite. La percussion ne dénote que de la sonorité partout. Température 40°, pouls à 130. Le Dr Pauchet incise la malade; le pus fait éruption : il s'agissait d'un abcès sous-jacent à la paroi abdominale. L'appendice cæcal se présente dans la plaie, normal sans adhérences : il est réséqué par principe. L'exploration à l'aide des doigts indique que l'abcès se dirige vers le bassin et remonte autour du cæcum. Drainage.

La plaie se ferme lentement, mais le foyer suppure toujours très abondamment. La malade se lève trois semaines après l'intervention, mais toujours souffrant, toujours se plaignant, toujours suppurant. Les docteurs l'obligent à reprendre le lit.

2 janvier 1900, par la plaie non fermée une anse grêle sort ; le Dr Castri la réduit. A ce moment l'état est redevenu mauvais, température 40° pouls à 135. Maigreur extrême. Empâtement de la moitié inférieure de l'abdomen.

V. Pauchet réopère la malade. Incision médiane, incision iliaque gauche, pus en abondance. La température tombe le lendemain ; 5 jours plus tard, fistule stercorale.

25 janvier 1900, l'enfant va mieux, température 37°. La fistule n'est pas encore fermée mais peut se fermer spontanément ou chirurgicalement.

Observation VI.

Abcès péri-appendiculaire ouvert au 15e jour, pleurésie purulente 15 jours plus tard. — Guérison.

Fillette de 5 ans, vue au troisième jour, 1er octobre 1899, d'une appendicite, par le Dr Duchaussoy (Bauquesnes). Traitement médical : glace, purgatif, diète hydrique et lactée. La température tombe, la douleur disparaît cinq à six jours plus tard, pas de fièvre, presque pas de douleurs : le médecin reconnaît une masse dans la fosse iliaque droite. Le Dr Pauchet incise directement sur la collection. Abcès antérieur vidé. La suppuration cesse au bout de huit jours et la plaie se ferme. Vers la même époque : température, 39°. Le Dr Duchaussoy découvre dans la plèvre droite un zone de matité. Une ponction exploratrice ramène du pus. Incision de trois à quatre centimètres dans un espace intercostal. L'abcès se vide, le pus cesse de couler au bout de quinze jours. La malade guérit en six semaines. L'état actuel de l'enfant est excellent.

Observation VII.

Appendicite opérée au troisième jour. — Mort avec accidents d'intoxication. — Cette observation indique la gravité spéciale à certaines formes d'appendicite en dehors de toute péritonite généralisée.

Mme P..., 40 ans, soignée depuis dix ans pour des coliques hépatiques. Morphinomane.

Prise depuis trois jours d'accidents abdominaux. Ventre ballonné, pouls 110. Température 37°5. Opération faite avec le Dr Poisson (Bapaume). Incision iliaque droite. Anses vascularisées, dilatées. Appendice très adhérent et dur. Resection typique, réunion complète.

La malade absorbe dix à douze seringues de morphine. Délire. Vomissements, puis hypothermie. Mort au troisième jour.

N. B. — M. Jalaguier s'est basé sur des observations analogues pour croire que la bénignité de l'opération n'est pas telle qu'il le pensait jadis. Aussi actuellement intervint-il toujours à froid, sauf urgence des accidents. M. Dieulafoy a également publié des cas des formes toxiques de l'appendicite.

Observation VIII.

Appendicite chez un tuberculeux. — Opération au déclin d'une crise. — Impossibilité de trouver l'appendice. — Fistule stercorale. — Guérison complète.

M. G..., soigné à Davos depuis deux ans, présente actuellement des craquements humides aux deux sommets pulmonaires. Il a eu deux crises à Davos. Revenu en France depuis deux mois, il présente une nouvelle crise, très violente. L'appendicectomie à froid est décidée, mais une nouvelle crise survient avant la terminaison de la première. Le Dr Pauchet opère le malade avec les Drs Gand et Huber (d'Amiens). Adhérences nombreuses, petit abcès, impossibilité de trouver le vermis. Drainage. Fistule stercorale le quatrième jour, fermée le quinzième jour. Le malade dix mois plus tard va très bien et n'a plus rien ressenti du côté de son appendice.

Observation IX.

Opération pour ancienne appendicite. — Vermium disparu sauf un petit moignon d'un centimètre. — Guérison.

Mme L..., femme d'un confrère, a eu il y a deux ans une crise violente d'appendicite. Elle a conservé un point douloureux à droite. Terrorisée par les journaux de médecine qu'elle lit avec assiduité, elle veut se faire enlever l'appendice et va trouver le Dr Pauchet à sa clinique d'Amiens.

Incision iliaque classique. Adhérences, mais cæcum facile à séparer et à examiner. On trouve un petit moignon de sept à huit millimètres de long uni au péritoine pariétal par une adhérence. Ce moignon est simplement libéré et invaginé dans le cæcum. La malade enchantée ne souffre plus de son « point appendiculaire » (*sic*).

Observation X.

Appendicite chez un sujet de 56 ans. — Résection à froid. — Guérison complète.

M. S..., n'ayant jamais eu de crise. En juillet 1890 crise violente durant trois semaines. Deuxième crise en décembre ; elle dure tout le mois. Le Dr Anselme (Estriés) envoie le malade au Dr Pauchet qui lui enlève un appendice perforé et entouré d'une masse de fongosités inflammatoires. L'organe est réséqué ; le moignon est invaginé. La plaie drainée pendant quarante-huit heures. Guérison en quinze jours.

Observation XI.

Forme légère d'appendicite. — Abcès rétro-cæcal. — Longue suppuration.

M. W..., 48 ans, éprouvait depuis quelques semaines un point douloureux à droite, quand, le 28 février 1899, il fut pris de violentes coliques. Opération le 4 mars. Le ventre ouvert nous permit de constater que la cavité péritonéale était libre de toute adhérence. Le cæcum était refoulé en avant et aplati. Je le décollai par derrière ; un flot de pus fétide jaillit. Je lavai, je drainai.

Les pansements furent renouvelés chaque jour. La suppuration dura deux mois.

Novembre 1899. Etat général très bon. Pas d'éventration.

Observation XII.

Appendicite légère. — Accalmie. — Sortie de l'intestin au dehors. — Péritonite généralisée. — Mort.

Mlle G..., 23 ans, a eu il y a sept ou huit ans une crise d'appendicite. Il y a douze jours, nouveaux accidents : température légère, embarras gastrique, vomissements, point douloureux, violent à droite. Au bout de deux jours les accidents se calment. Je vois la malade avec le Dr Leclerc (Arras). Voyant cette détente, nous nous abstenons. Deux jours après les accidents reprennent : température 39°, pouls 130; vomissements, état général très grave; j'opère la malade le 4 juillet 1897; je trouve un petit foyer purulent derrière le cæcum. Sérosité dans le ventre. Drainage. Eventration de tous les intestins pendant les efforts de vomissements pendant la nuit

Mort 36 heures plus tard avec phénomènes d'intoxication.

Observation XIII.

Péritonite généralisée survenue au déclin d'une appendicite légère. — Laparotomie. — Mort.

M. B..., 38 ans, atteint d'une forme très légère d'appendicite le 30 décembre 1898. Traitement médical très bien institué par M. Coquidé (Frévent). 8 jours après, dans la nuit, frisson violent, signes de péritonite septique. Pouls 130. Extrémités froides. Facies grippé. Laparotomie pratiquée 20 heures après le début des accidents, avec le Dr Planque (St-Pol) et M. Coquidé. Sérosité louche sortant à flot de l'abdomen. Drainage des deux côtés du ventre. Mort 10 heures après.

Observation XIV.

Péri-appendicite suppurée. — Pseudocrise 5 jours après l'opération — Guérison.

Romain Werdel, âgé de 20 ans, né à Gueudecourt (P.-de-C.), présente, le 13 octobre 1899, les symptômes d'une péri-appendicite suppurée ; les accidents remontent à 5 jours.

Avec le docteur Leroux, j'assiste à l'opération qui est faite à 6 heures du soir par le Dr Pauchet, chirurgien à Amiens.

A la palpation du ventre, à cause de la tension et de l'hypéresthésie de la paroi, on ne peut sentir la fluctuation ; la présence de pus est cependant certaine, car la fièvre, d'après le dire du malade, ne l'a pas quitté depuis le début et elle subsiste encore : le thermomètre marque 39°3. A mesure que le sommeil s'établit sous les inhalations d'éther, la contraction de la paroi disparait et on peut alors sentir nettement la fluctuation. L'incision est faite sur le point le plus saillant. A peine le péritoine est-il incisé que jaillit un jet de pus atrocement fétide. L'abcès vidé, M. Pauchet, à l'aide du doigt, cherche s'il n'existerait pas un foyer secondaire. Il ne recherche pas le vermium. Deux compresses de gaze stérilisée sont enfoncées entre les anses intestinales et la paroi, une autre est mise profondément dans la cavité purulente et le pansement se fait à plat. Le lendemain le pouls marque 108, la température est encore élevée et des selles ne sont pas encore évacuées. On administre un purgatif. Le soir température normale. Pouls 90. Selles et gaz. 5 jours après l'opération, le malade se plaint de nouvelles douleurs dans le ventre; les selles se sont arrêtées depuis l'avant-veille. La fièvre monte à 37°8, deux vomissements. Etat saburral de la langue. Je crains la formation d'un abcès secondaire.

En enlevant le pansement je constate que l'abdomen est distendu non pas au niveau de la fosse iliaque droite au pourtour de la plaie, mais principalement dans la fosse iliaque gauche, immédiatement au-dessus de l'arcade crurale. En ce point, la douleur à la pression est très vive et le tympanisme très accusé. Espérant n'être en présence que d'un cas d'obstruction simple par paralysie réflexe de l'intestin, je fais donner un lavement qui est conservé; j'en fais prendre un nouveau et en même temps j'ordonne une portion purgative. Après quelques heures d'attente, une débâcle se produit; le ballonnement les douleurs, les vomissements, la fièvre disparaissent aussitôt.

Ce n'était donc qu'une pseudo crise post-opératoire.

La suppuration ne dura que 8 jours.

Observation XV

Péri appendicite traitée par l'incision simple. — Abcès secondaire. — Phlébite.

M. M..., J. B. 63 ans, cultivateur est malade depuis le mois d'août 1898. Amaigrissement, constipation, douleurs légères dans l'abdomen. Soigné par le Dr Roisin de Crèvecœur-le-Grand (Oise). Vers le 25 septembre, la douleur se localise au flanc droit. Des laxatifs sont employés au début pour vaincre la constipation. On sent dans la fosse iliaque droite une masse peu sensible et très nette. En l'absence de la fièvre on craint un cancer du cæcum ; mais on penche plutôt vers le diagnostic d'appendicite à cause des sueurs et frissons de chaque soir, de l'absence d'hémorrhagie intestinale, et de l'attitude de la cuisse qui est légèrement fléchie sur le bassin. La fièvre se montre le 8 octobre; le 12 l'opération est faite par le Dr Pauchet, ouverture d'une collection purulente abondante: on ne peut voir ni réséquer l'appendice. Depuis le 7 octobre légère douleur dans la cuisse droite; le malade tient la cuisse fléchie plus fortement sur le bassin. A partir de l'opération, une suppuration très abondante se produit ; trois à quatre pansements sont nécessaires par jour. Au 1er novembre, la suppuration ne tarissant pas et le haut de la cuisse devenant plus douloureux, M. Roisin fait une contre-ouverture de 6 centimètres. Du pus en abondance s'écoule, mais 8 jours après les deux plaies ne donnent plus qu'une quantité insignifiante de pus. A ce moment une phlébite éclate au mollet gauche, elle dure un mois 1/2 ; il persiste un œdème de cette jambe au niveau des malléoles pendant plus de six mois. Donc la complication immédiate a consisté en un abcès secondaire au niveau du triangle de scarpa ; un peu de pus de l'appendicite primitive avait fusé le long des vaisseaux et des nerfs de la partie antérieure de la cuisse et donné lieu à une nouvelle collection purulente.

La complication éloignée a consisté dans une phlébite du mollet gauche, à grande distance du mal primitif, par thrombose ou infection générale. La perméabilité de la veine malade n'était pas rétablie après six mois.

Etat général excellent en janvier 1900.

Observation XVI.

Péri-appendicite — Incision iliaque droite — abcès secondaire à gauche — Nouvelle incision — Accidents de cystite purulente — Guérison.

Alice L..., superbe fillette de 4 ans, a présenté un an auparavant une première crise d'appendicite qui dura huit ou dix jours. Pendant les trois dernières semaines de décembre 1898, elle présenta des troubles d'embarras gastrique et un peu de diarrhée.

29 décembre 1898. — Vomissements alimentaires, puis bilieux, puis nettement fécaloïdes et répétés ; le ventre se ballonne ; arrêt complet des matières et des gaz ; le docteur Senoel me demande en consultation. Je vois la malade le 2 janvier : la figure est

tirée, les yeux cerclés de noir, le nez pincé, le pouls bat 130 fois à la minute, la température marque 39°5. Au palper, le ventre est à peine sensible, ou du moins c'est à peine si à droite on constate un peu de défense musculaire pendant l'exploration. Je propose une intervention immédiate.

Opération 2 heures plus tard, à 6 heures du soir ; incision iliaque droite ; il sort un verre à vin à peine de pus fétide, directement sous-jacent à la paroi — Drainage — Pas de lavages, pas de recherches du vermium.

3 janvier 1899. — Disparition de tous les symptômes, pendant quatre à cinq jours, la température remonte peu à peu jusqu'à atteindre 39°5 le soir, l'enfant accuse nettement une douleur vive au palper à gauche.

9 janvier. — J'agrandis ma première incision, je décolle les anses intestinales à l'aide du doigt et je vide un énorme abcès siégeant à la fois à gauche et dans le petit bassin — Drainage. 10 janvier — L'état général s'améliore, mais la température oscille toujours entre 37°6 et 39°8. Douleurs pendant la miction et chaque fois que des gaz circulent dans l'intestin.

20 janvier 1899. — Douleurs atroces en urinant ; urines purulentes. Température de 37°5 à 39°5. — Laparotomie médiane, décollement de la vessie, un peu de pus concret ramené au bout du doigt, mais pas de foyer. Drainage sus pubien et retrovésical. Lavage de la vessie deux fois par jour pendant huit jours. La température ne tombe à la normale que le 29 janvier.

Janvier 1900. — N'a plus jamais rien eu — état florissant de santé — jamais de douleurs — pas d'éventration.

Observation XVII

Enorme abcès occupant le pelvis et les deux fosses iliaques. — Incision. — Abcès secondaire. — Fistule. — Guérison.

Lucien L..., âgé de 9 ans, est souffrant de troubles digestifs depuis deux jours. Le 6 mai 1897, le docteur Rinuy d'Ollincourt est appelé; il fait le diagnostic d'appendicite et applique le traitement médical. Les phénomènes s'amendent et la température tombe jusqu'au 17 mai.

Le 17 mai, la température remonte à 39°, 39°5. Facies péritonéal. Météorisme très prononcé. Pas d'empâtement dans la fosse iliaque. Pouls à 130. Le 18 mai, M. Pauchet incise la paroi abdominale à droite, un flot de pus est évacué. Drainage. Les jours suivants grands lavages à la solution d'eau salée.

Le 3 juin, douleur et tuméfaction à gauche, température monte à 39°.

Le 6 juin, on prépare une contre ouverture à gauche quand le second abcès s'ouvre de lui-même dans la cavité.

En pressant à l'aide des doigts en un point quelconque de la fosse iliaque gauche, ainsi qu'au niveau de l'hypogastre, on faisait sortir du pus en abondance par la première incision. Il s'agissait donc d'un vaste abcès s'étendant à toute la cavité abdominale, partie inférieure. Une fistule stercorale a persisté jusque dans les premiers jours de juillet 1897, soit environ six semaines. Les matières fécales qui en sortaient étaient mélangées à beaucoup de pus et se présentaient sous la forme de petits calculs. ou de grumeaux « assez semblables aux morceaux de feuilles cuites de l'oseille dans la soupe ».

Jusqu'au mois de janvier 1900, Lucien L.... n'a présenté ni douleurs, ni éventration, aucune récidive vraie ou fausse.

Observation XVIII

Grossesse de cinq mois. — Appendice avec péritonite diffuse. Incision et drainage puis résection à froid six semaines après. — Mère et enfant vivants.

Madame G..., 23 ans, a déjà présenté une série d'attaques frustes d'appendicite qui simulaient d'autant plus une douleur ovarienne, qu'elles coïncidaient avec les époques menstruelles.

En novembre 1898, poussée franche avec péritonisme; ballonnement, douleurs abdominales, vomissements, ces phénomène s'amendent au bout de quelques jours, puis reprennent sans grande intensité jusqu'au 12 décembre. Alors la douleur devient plus vive, avec irradiation dans la cuisse droite; le pouls ba 110 fois à la minute; le faciès est altéré; le ventre très ballonné; le thermomètre marque 37°6. M. Pauchet opère le malade avec le docteur Bechet d'Avranches; il ne trouve pas de collection, mais des anses dilatées, vascularisées et de la sérosité péritonéale.

L'appendice est très adhérent à la paroi cæcale; craignant de le déchirer, il l'entoure de mèches de gaze et il place un tube contre sa face libre. Ce simple drainage fait disparaître les accidents; le pouls tombe à 90; la douleur de la cuisse s'amende; l'abdomen devient souple. Le point de Mac-Burney reste douloureux. De temps à autre, la malade est reprise d'une petite poussée subaiguë de sorte qu'elle n'a pas quitté le lit depuis près de trois mois. Il décide donc six semaines après la première intervention de pratiquer l'appendicectomie à froid.

Le 22 janvier 1899 il opère la malade avec les docteurs Bechet et Nevot (Avranches). Des adhérences nombreuses entourent l'appendice qui est confondu avec les annexes droites. Celles-ci sont libérées.

L'appendice est reséqué à sa base. La plaie abdominale est refermée sans drainage; dix-sept jours après l'opération, la malade se lève. La grossesse continue.

Janvier 1900, M. Pauchet voit la malade; elle a un enfant superbe; elle va très bien, n'a jamais souffert du ventre.

Les deux incisions sont réunies admirablement; la cicatrice malgré la grossesse est restée solide.

Observation XIX

Abcès péri-appendiculaire perdu au milieu des anses intestinales. Eventration guérie spontanément. — Fausse récidive.

C. T..., âgé de 5 ans, gros et fort garçon, a eu pendant les trois semaines précédentes une diarrhée forte et persistante.

Le 26 septembre 1897, l'enfant se plaint de douleurs dans le ventre et présente des vomissements bilieux. Fièvre. Douleur dans toute la partie inférieure de l'abdomen, pas plus à droite qu'à gauche. Pendant les trois jours suivants, l'enfant est très agité, le ventre est très ballonné et très douloureux; on observe des douleurs très vives avant et pendant les mictions.

M. le docteur Cayet, de Doullens, qui est appelé, est forcé de le sonder par suite de rétention d'urine qui se produisit vers le cinquième jour de la maladie. Les accidents duraient depuis une semaine et paraissaient se calmer. Le ventre était moins ballonné, l'enfant dormait un peu, la fièvre baissait, mais il souffrait toujours en urinant.

Le 4 octobre, l'enfant recommence à crier et la température remonte; l'opération est décidée.

M. Pauchet fait à droite l'incision classique; il trouve les anses intestinales, vascularisées, adhérentes entre elles, il les décolle et ne trouve pas de pus dans la fosse iliaque ni en aucun point en rapport avec le cæcum. Il continua donc à décoller les anses adhérentes et finit par ouvrir une collection de pus fétide, siégeant à gauche et plongeant dans le pelvis. Ce détail anatomique expliquait la diffusion de la douleur et les troubles du côté de la vessie. L'appendice ne fut pas enlevé. Il plaça un drain et une mèche de gaze et fit le pansement. Dès le lendemain la température tomba et tous les autres phénomènes s'amendèrent. Le 14 octobre, la cicatrisation était presque complète lorsque l'enfant fut repris subitement de douleurs dans le ventre et de fièvre. Quelques heures après le calme revenait et la guérison s'est maintenue.

Depuis lors, aucune apparence de récidive. Mais après cinq ou six semaines, lorsque l'enfant a commencé à marcher et à courir, nous nous sommes aperçus que la cicatrice se laissait distendre et que l'intestin faisait hernie au moindre effort. Cette hernie avait la grosseur d'un œuf de pigeon. M. Cayet fait porter une ceinture avec une pelote ; l'éventration a beaucoup diminuée, actuellement il n'y a plus de hernie du tout, cependant on peut encore enfoncer l'extrémité de l'index entre les bords de l'éventration et l'enfant porte toujours sa ceinture. Il est même question de lui faire la cure de cette éventration car deux fois, au mois de janvier 1899 et au mois de septembre, le malade a eu des phénomènes d'étranglement. La première fois la hernie s'est réduite seule par le repos avant l'arrivée de M. Cayet. La seconde fois, le père qui est intelligent a fait rentrer lui-même l'intestin en appuyant doucement sur la tumeur grosse comme une noisette.

M. Cayet l'avait prévenu de ce qu'il y avait à faire.

Observation XX

Appendicite au troisième jour. — Péritonite suppurée. — Incision simple. — pelvi-péritonite adhésive. — Guérison complète.

Mme C..., 28 ans ; pas de grossesse antérieure ni de fausses couches ; elle se plaint de douleurs pelviennes et abdominales, le 6 septembre 1899. Le docteur Cayet pense d'abord à une salpingite ; mais l'aggravation subite des accidents et le météorisme le font pencher pour une appendicite ; d'accord avec le docteur Deschamp, médecin-major à Arras, il appelle le Dr Pauchet qui opère le 8 septembre, 48 heures après le début. Ventre ballonné, pouls à 120, température 38°. L'incision est faite parallèle à l'arcade crurale. On découvre les anses de l'intestin baignées de pus ; ce pus n'est pas collecté ; on cherche son origine qui paraît d'abord venir du pelvis, puis de la face inférieure du foie et enfin du côté opposé, autrement dit le pus venait de partout. L'incision est grandie ; drainage à la gaze. L'état de la malade s'améliore pendant huit jours ; le pus se tarit alors. La température monte à 38°2, 38°5 pendant quinze jours ; durant cette période de récrudescence, la malade souffre beaucoup du bas-ventre et du bassin. Le Dr Cayet rappelle le Dr Pauchet qui constate que le ventre est souple sauf au-dessus du détroit supérieur du bassin et dans tout le pelvis. Le toucher vaginal montre un utérus enclavé dans une coulée plastique. Bref, ne serait les antécédents de la malade, on croirait une cellulite pelvienne diffuse.

La malade reste couchée pendant deux mois et finit par guérir complètement vers le mois de décembre 1899; pas d'éventration.

Observation XXI

Fistule d'origine appendiculaire. — Dissection du trajet. — Laparotomie. — Appendicectomie, guérison.

Mlle S..., 26 ans. A eu à deux reprises différentes des accidents abdominaux. A la deuxième attaque un abcès s'ouvre dans le triangle de scarpa, partie externe; cet abcès se vide, mais il persiste un orifice qui se ferme et se rouvre de temps à autre pour laisser écouler un liquide séro-purulent ayant parfois l'odeur des matières fécales.

J'explore le trajet ; je puis à peine constater qu'il se dirige vers l'arcade crurale. Incision verticale, dissection du trajet. Incision de la paroi abdominale au-dessus de l'arcade et parallèlement à elle, je trouve un foyer immédiatement au-dessus de cette arcade ; je trouve et je décolle l'appendice, je draine.

Fistule stercorale pendant trois semaines puis guérison complète.

Observation XXII

Appendicite à rechutes subintrantes. — Appendicectomie. — Guérison.

André P..., 17 ans, première attaque d'appendicite à 7 ans, elle dure huit jours, douleurs dans la fosse iliaque droite, vomissements, deuxième attaque à l'âge de 14 ans, durée trois semaines.

Troisième attaque à 16 ans. Je le vis à cette époque avec le Dr Thomas et je conseillai l'opération à froid, les parents hésitèrent *en croyant l'enfant guéri*.

Quatrième attaque trois mois plus tard, je conseille de nouveau l'opération à froid mais une cinquième attaque survenue quinze jours plus tard me force à intervenir avant refroidissement complet.

15 juillet 1897. J'opère le malade avec M. Lavoine (Tricot), je trouve un gros appendice dont l'extrémité renflée en baguette de tambour se déchire au cours des manipulations, un peu de pus s'écoule dans le champ opératoire. Je l'éponge avec soin et je ferme complètement sans drainer. Guérison.

Pendant deux mois constipation.

Observation XXIII

Appendicite. — Salpingo-ovarite droite. — Pelvi-péritonite. — Castration abdominale totale. — Appendicectomie. — Guérison.

Mme G..., 30 ans. Il y a 4 ans, phénomènes abdominaux peu graves, mais se reproduisant plusieurs fois pendant le cours de l'année. Il y a trois mois, péritonite grave ; température, 39°. Pouls, 120, le Dr Lévêque (Mondidier) constate un gateau inflammatoire dans la fosse iliaque droite. L'empâtement existe également dans le petit bassin autour de l'utérus ainsi que permet de le constater le toucher vaginal. Comme traitement, glace sur le ventre, opium, lavements, etc.

La crise se calme au bout de trois semaines, mais laisse des douleurs persistantes dans le petit bassin et la fosse iliaque droite.

Laparotomie le 20 octobre 1897 avec le Dr Lévêque. A l'ouverture du ventre de nombreuses adhérences de l'intestin et de l'épiploon voilent les organes pelviens. Les adhérences sont détachées ; les annexes droites occupent le cul-de-sac postérieur. La trompe et l'ovaire sont difficilement séparés du rectum et de l'utérus. Les annexes droites présentent le volume d'un œuf ; la trompe est le siège d'une inflammation interstitielle, (salpingite parenchymateuse, et l'ovaire contient un gros kyste séro-hépatique. L'appendice vermiculaire du cæcum descend dans le petit bassin au contact de la partie postérieure de l'ovaire à laquelle il adhère. Une sorte de pus concret est découvert entre les anses des annexes droites, l'appendice vermiculaire, la face postérieure de l'utérus, et autour des annexes gauches qui occupaient le douglas.

Observation XXIV

Appendicite avec gros abcès péricæcal chez une femme de 65 ans. — Incision simple. — Guérison.

Cette femme soignée à deux ou trois reprises depuis dix ans pour des douleurs abdominales présente des troubles gastriques et la diarrhée vers le 15 août 1899. Point douloureux. Température 37°8. Les phénomènes sont peu aigus et la marche est lente. Quinze jours plus tard une masse apparait dans la fosse iliaque droite. T. 37°5. Mais huit jours après, douleurs, amaigrissement, température 39°4. Le Dr Anselme (Estrées-Deniécourt) appelle le Dr Pauchet qui incise largement, draine et lave. La cicatrisation est complète au bout d'un mois. Actuellement santé florissante.

Observation XXV

Appendicite au cinquième jour. — Abcès. — L'appendice n'est pas découvert. — Suppuration prolongée. — Guérison sans éventration et sans fistule.

Fillette de 10 ans, soignée médicalement depuis trois jours par le Dr Anselme. Au palper pas de matité ; la douleur empêche de sentir une masse qui est perçue dès que la malade est éthérisée. Incision. On trouve une masse fournie par l'épiploon, l'appendice et l'abcès. Celui-ci est ouvert. Le vermium échappe à toutes les recherches. Pansement tous les jours. La suppuration dure un mois. La cicatrisation ne se fait qu'au bout de six semaines. La malade opérée en août 1899 va très bien en janvier 1900.

Observation XXVI

Appendicite calculeuse chronique. — Jamais de crise aiguë.

X..., âgé de 27 ans, depuis trois ans, conserve à droite, au niveau du point de Mac-Burney, une douleur qui l'empêche de marcher et de faire des efforts sérieux. Il consulte le Dr Legry (St-Valery sur-Somme) qui fait le diagnostic d'appendicite et l'envoie au Dr Pauchet à Amiens.

Incision de Jalaguier. Presque pas d'adhérences autour de l'appendice qui renferme trois calculs gros comme des noyaux de dattes. Résection typique.

Deux jours après, le malade qui était entré à la maison de santé en pleine épidémie de grippe est pris d'un violent point de côté, crachats rouillés, foyer pneumonique à la base droite. Guérison de la pneumonie en six jours.

Le malade quitte la clinique quinze jours après l'opération. La suture n'a pas souffert des quintes de toux. On n'a cependant décousu le malade que le douzième jour. Réunion parfaite.

Observation XXVII

Appendicectomie à froid. — Abcès intra appendiculaire. — Guérison.

Mme B..., 26 ans, a présenté deux crises d'appendicite à la suite desquelles, elle a conservé un point douloureux non permanent. Le Dr Louis (St-Valery-sur-Somme) conseille l'opération à froid en juillet 1899 et envoie le sujet au Dr Pauchet. Intervention en août 1899. Appendice adhérent seulement par son extrémité qui est renflée en baguette de tambour et renferme un abcès gros comme une petite olive.

Fermeture sans drainage. Guérison.

Observation XXVIII

Appendicite à chaud. — Énorme abcès intra appendiculaire. — Résection. — Ligature du moignon à la soie. — Petite fistule.

M. H..., 23 ans, lieutenant de chasseurs, a eu déjà deux crises, et malgré son désir personnel, les médecins déconseillent l'opération à froid et l'envoient à Plombières. Au retour de cette saison thermale, nouvelle crise. Le Dr Cayet (Doullens) le voit dès le deuxième jour ; il conseille de suite l'opération et appelle le Dr Pauchet.

État du malade, grave : Météorisme, pouls 110, température 37°8, pas de matières, pas de gaz.

Incision au point douloureux. Anses dilatées, sérosité péritonite.

Dans l'angle inférieur de la plaie, on voit sourdre une goutte de pus. L'incision est agrandie dans cette direction : petite nappe de pus étanché sur l'épiploon. Pas d'adhérences. Cette petite quantité de pus sort de la pointe de l'appendice qui est énorme et long, beaucoup plus gros que le pouce. On dirait une verge d'adulte en érection. L'appendice est vidé sur des compresses du pus qu'il contient, puis réduit à l'état d'une poche il est disséqué soigneusement. Malheureusement il plonge dans la profondeur et le décollement se fait à bout de doigt. Pour le lier le catgut glisse ; il faut prendre une soie. Le lendemain de l'opération (septembre 1899) gaz et matières par l'anus, pouls à 90, le hoquet seul persiste pendant quatre à cinq jours, la plaie suppure pendant un mois.

Une fistule persiste actuellement et est due probablement à la ligature à la soie.

Observation XXIX

Appendicite au troisième jour. — Ouverture d'un abcès et résection de l'appendice. — Guérison.

Grosse nourrice de 19 ans, allaitant un enfant de trois mois, Vue au troisième jour par le Dr Jean Bernard (d'Amiens) en juin 1899.

Elle est opérée séance tenante par le Dr Pauchet.

On trouve un petit abcès comme une noisette, formé au niveau d'un calcul libre, tombé dans la cavité abdominale par perforation de l'appendice par laquelle on voit sourdre quelques gouttes de pus. Résection de l'appendice. Drainage. La malade se lève au bout d'un mois complètement guérie.

Observation XXX

Appendicite au quatrième jour. — Ouverture d'un abcès et résection de l'appendice. — Guérison

Garçon de 6 ans, janvier 1900. Il est pris de douleurs abdominales depuis deux jours. Le Dr Puche fait le diagnostic d'appendicite. Ventre ballonné, arrêt des gaz, pouls à 120, température 38°5.

Le Dr Puche (Athies) fait deux litres d'injections d'eau salée en vingt quatre heures. Le pouls se remonte, le météorisme s'affaisse. Le Dr Pauchet opère le malade. Incision de Roux. On sent une masse formée par l'épiploon, l'abcès, l'appendice et le cæcum.

L'abcès est ouvert. L'appendice est retrocæcal, il est excisé. Guérison rapide et complète.

Observation XXXI

Appendicite au cinquième jour. — Ouverture de l'abcès. — Résection du vermis. — Guérison.

Enfant de 12 ans reçu à la clinique du Dr Pauchet au cinquième jour d'une appendicite. La douleur empêche le malade d'être palpé. Pas ou peu de ballonnement. Température 38°5. Pouls 110. Bon état général. Dès que le malade est éthérisé, on sent une masse ovaïde par le palper.

Incision de Roux. Abcès sous-jacent à la paroi ; il se vide lui-même. L'appendice se trouve difficilement ; on y arrive cependant. Résection. Drainage. Guérison complète en 25 jours.

Observation XXXII

Appendice réséqué à froid. — Organe d'apparence saine. — Petit abcès terminal au dessous d'un rétrécissement.

Mlle Jeanne R..., a eu une crise il y a un an, une deuxième il y a deux mois, et une troisième il y a un mois. Le Dr Salez (de Visnes-au-Val) conseille la résection du vermis et envoie la malade au Dr Pauchet.

Incision de Jalaguier. Appendice nullement adhérent, de volume normal. Résection typique. L'organe est ouvert après l'opération, il présente un rétrécissement de sa pointe et du pus dans la partie ainsi isolée.

Observation XXXIII

Appendice très adhérent. — Résection à froid. — Guérison complète.

D..., enfant de huit ans, soigné de sa première crise par le Dr Delattre (Roge) par le repos, la glace et la diète hydrique. Opéré un mois après le début des accidents. L'enfant est squelettique. Appendice réséqué par le Dr Pauchet. Adhérences multiples, appendice long, scléreux, extrêmement adhérent, disséqué au bistouri. Guérison complète en quinze jours.

Observation XXXIV

Abcès retrocæcal chez un sujet de 60 ans. — Incision simple. — Récidive un an après.

L'abbé V..., maigrit, pâlit depuis trois semaines. Embarras gastrique. Un beau jour, le Dr Viger (Abbeville) palpe le ventre et sent une masse du côté cæcal. Quinze jours plus tard, abcès net. Incision par le Dr Viger : l'abcès est retrocæcal. Drainage, lavages à l'eau oxygénée. Il reste une fistule. Le Dr Viger veut envoyer le malade au Dr Pauchet ; le malade se croyant guéri, refuse. La fistule se ferme d'elle-même au bout de cinq semaines.

Récidive un an après (novembre 1899) ; forme plus rapide. Le malade vient à Amiens se faire opérer par le Dr Pauchet qui fait l'incision simple d'un vaste abcès rétrocæcal. Trois calculs sortent avec le pus. Guérison complète en trois semaines.

Observation XXXV.

Appendicite traitée par l'incision simple. — Eventration. — Récidive très grave un an après. — Résection du vermis et cure simultanée de l'éventration. — Guérison complète.

M. R..., 24 ans, opéré il y a un an à Toulon par un confrère de la marine. Abcès ouvert avec drainage. Guérison de un mois. Une éventration comme un œuf de poule persiste.

Contre-maître dans une brosserie, le jeune homme est pris d'une crise très grave et soigné par le Dr Rochefort (Tracy-le-Mont); celui-ci appelle le Dr Chevallier (Compiègne) et tous deux décident d'envoyer le malade à M. Pauchet pour lui enlever l'appendice et guérir l'éventration.

Opération le 15 juin 1899. Intervention assez délicate, incision très large. On trouve une masse énorme formée par l'épiploon, l'appendice et le cæcum, intimement adhérents. Résection de l'épiploon qui est écrasé à l'angiotribe.

L'appendice est découvert : on constate qu'il est coupé en deux et que chaque segment est fermé à ses extrémités. Appendicectomie. Reconstitution de la paroi plan par plan. L'opération dure une heure. La guérison en janvier 1900 s'est maintenue parfaite.

Observation XXXVI.

Appendice résèqué à froid. — Première crise.

M. J..., 50 ans, fabricant d'instruments de musique. Soigné pendant son unique crise par le Dr Devillpoy (Amiens); cette crise légère ne dure que dix jours. Le malade est envoyé au Dr Pauchet qui résèque un appendice long, rempli de mucopus, mais sans aucune distension. Guérison parfaite.

Observation XXXVII.

Appendicite au deuxième jour — Résection de l'appendice perforé au début de péritonite. — Eventration. — Cure radicale.

Mlle P..., 20 ans. A une crise d'appendicite en mai 1899. point douloureux à droite. T. 38° 5. Pouls à 100.

Le Dr Poisson (Bapaume) appelle le Dr Pauchet.

Incision de Roux; quelques gouttes de pus se trouvent sur le péritoine; l'appendice vient de se rompre, près de sa base.

Résection et invagination du moignon. Suppuration pendant un mois. Il reste une fistulette qui guérit au bout de quinze jours. Eventration comme une grosse noix. Cure radicale faite six semaines après la première opération : adhérences du cæcum à la paroi. Il aurait mieux valu opérer six semaines plus tard; mais la malade était pressée. Guérison parfaite.

Observation XXXVIII.

Attaque légère d'appendicite. — Résection du vermium au début de la crise. — Guérison.

Une jeune ouvrière de 19 ans est prise un matin d'une douleur violente dans le ventre, qui la force de suspendre son travail. Le Dr Simonnet (Abbeville) constate l'existence d'une région douloureuse à la pression dans la fosse iliaque droite avec maximum d'intensité au point classique de Mac-Burney. Pas de température, le pouls un peu rapide; pas de vomissements, mais un état nauséeux assez prononcé. Les traits sont tirés, les yeux cernés.

Il y a 4 à 5 ans, cette jeune fille a été atteinte d'une « inflammation d'intestins » fort grave et qui a débuté d'une façon brusque comme cette fois. Depuis lors jusqu'à ce jour, aucune nouvelle crise.

M. Pauchet qui est appelé fait l'incision ordinaire, arrive d'emblée sur la région cæcale, vascularisée et zébrée de traînées de péritonite plastique; l'appendice facilement découvert est réséqué au ras du cæcum, et invaginé dans le cæcum.

L'abdomen est refermé sans drainage. Guérison parfaite.

Observation XXXIX.

Appendicite au troisième jour. — Appendice prêt à se rompre. — Résection et guérison.

Joseph R..., 11 ans, a été soigné une fois pour « un état muqueux » qui dura quinze jours et une poussée de péritonite qui survint deux ans après et dont il n'est resté aucun vestige.

14 mars 1898. — Douleur brusque à droite, vomissements; température 38°5 le soir du deuxième jour.

17 mars. — Ventre ballonné mais vomissements arrêtés. Pouls à 105, figure fatiguée.

Laparotomie. Anses intestinales rouges, appendice adhérent déjà mais facile à détacher; parois violacées, escharre sur un point de sa paroi et à son niveau un calcul gros comme un noyau de prune. Appendicectomie. M. Pauchet a revu ce jeune homme en janvier 1900. État florissant de santé.

Observation XL.

Abcès périappendiculaire. — Première attaque. — Opération le cinquième jour. — Guérison. — Bronchite.

Eugène L..., 24 ans, manœuvrier, appelle M. Moyencourt (Marcelcave) pour des douleurs abdominales qui durent depuis deux jours, les douleurs ont débuté subitement à droite et se sont accompagnées de vomissements.

Le 2 octobre 1898. — Ventre ballonné mais souple, douloureux au toucher.

Température 39° 3. Le docteur Brasseur (Villers-Bretonneux) est appelé en consultation. L'opération est décidée.

Le 4 octobre, bien que la température soit tombée à 38° 7, M. Pauchet intervient avec l'aide des deux docteurs. L'incision faite au-dessus de l'arcade crurale ouvre la cavité libre du péritoine.

Pas d'abcès ni d'adhérences. L'incision est prolongée vers les côtes; le péritoine est protégé par des compresses; en décollant le cæcum M. Pauchet vide un abcès contenant deux cuillerées à soupe d'un pus extrêmement fétide. Pendant huit jours la température oscille entre 37° et 38° et même 39° un soir.

Le 16 octobre. — Fièvre 39° 5. Râles sibilants. Bronchite d'origine infectieuse.

Le 23 octobre l'écoulement purulent se tarit.

Le 8 novembre. Cicatrisation complète. Pas de tendances à l'éventration.

Observation XLI

Enorme abcès périappendiculaire antérieur, appendicite subaiguë. — Incision. — Guérison.

Mme G..., 54 ans avait eu plusieurs fois des phénomènes douloureux et d'origine inconnue dans l'abdomen. Il y a 2 ans elle fut soignée pour une fièvre typhoïde (?) dont les phénomènes douloureux et la courte durée donnent à penser à une attaque d'appendicite.

1er janvier 1899, douleurs abdominales, troubles digestifs.

8 à 10 jours après, une tuméfaction apparut dans la fosse iliaque droite. Cette masse très douloureuse à la pression, atteignit rapidement le volume d'une tête d'enfant.

Le 20 janvier M. Pauchet opéra cette malade avec M. Cormontagne (Hallivilliers) ; il évacua plus d'un litre de pus. Pendant les jours suivants, M. Cormontagne fit tous les jours un grand lavage d'eau bouillie dans la cavité de l'abcès. La malade qui présentait un teint subictérique, une langue sèche et un état général peu satisfaisant, s'améliora rapidement et se leva guérie au bout d'un mois. Excellent état en janvier 1900.

Observation XLII

Abcès périappendiculaire antérieur. — Incision. — Guérison.

Jeanne L..., 14 ans, n'a jamais présenté d'attaque antérieure.

En février 1899, crise douloureuse à droite, vomissements, subictère.

Ces accidents font penser à une colique hépatique. Au bout de 9 jours la température tombe ; les phénomènes s'amendent.

Recrudescence 6 jours après : douleurs intenses. Température 39° Empatement très net de la fosse iliaque et le flanc droit.

M. Pauchet opère la malade le 12 février 1899 avec les docteurs Callais et Léméré (Breteuil.) Incision de Roux. Evacuation de 2 à 300 grammes de pus fétide. Drainage. Guérison en 6 semaines.

Revue en décembre 1899. Santé parfaite.

OBSERVATION XLIII

Forme légère d'appendicite. — Pas de fièvre. — Peu de réaction Péritonéale. — Abcès retrocæcal.

M. W..., 48 ans éprouvait depuis quelques semaines un point douloureux à droite, quand le 28 février 1899, il est pris de violentes coliques. M. Briois (Bonnières) voit le malade le lendemain, constate un état saburral et ordonne un purgatif.

Les douleurs abdominales persistent quoique peu intenses.

Le 3 mars le Dr Bouteri (Auxi-le-Château) constate du ballonnement au ventre, un pouls à 104, une température de 37°6 et un peu de subictère ; léger empâtement.

Le 4 mars l'état général du malade est excellent, le pouls bat 90 fois à la minute, le malade ne souffre plus du ventre.

M. Pauchet qui avait été appelé, opère à 6 heures du soir avec MM. Bouteri et Briois.

Le ventre ouvert permit de constater que la cavité péritonéale était libre de toute adhérence. Le cæcum était refoulé en avant et aplati. M. Pauchet le décolla par derrière : un flot de pus fétide jaillit. Lavage, drainage.

La suppuration dura 2 mois ;

Revu en décembre 1899. Pas d'éventration.

OBSERVATION XLIV

Abcès rétro-cæcal.— Incision.— Appendicectomie.— Guérison

Joseph S..., 18 ans. A eu déjà 2 crises d'appendicite, l'une il y a 10 ans, diagnostiquée entérite, l'autre il y a 3 ans, diagnostiquée obstruction intestinale.

14 février 1890 : douleurs peu intenses dans le ventre et cuisse droite ; pas de vomissements. Température 38°1. Traitement médical, glace.

18 février, vomissements, douleurs, mais pas de température. Pas d'empâtement de la fosse iliaque droite.

M. Pauchet opère ce malade le 22 février 1897 avec le Dr Gars (Saint-Valéry).

Incision de Roux. Le péritoine est libre : il est protégé avec des compresses. L'abcès se trouve en arrière du cæcum.

Guérison en 25 jours. Jamais de nouvelles douleurs.

Observation XLV

Abcès périappendiculaire antérieur. — Incision simple. Guérison.

Henri P..., 9 ans. Jamais de crise antérieure.

12 septembre 1898, l'enfant se met à boiter en se plaignant d'une douleur dans l'aine droite; au même moment il présente une diarrhée qui dure quelques jours.

15 septembre : douleurs de la fosse iliaque droite. Vomissements. Température 39, ventre ballonné. Constipation. Application du traitement médical par le Dr Taquet (Abbeville).

23 septembre, M. Pauchet fait une incision au-dessus de l'arcade crurale. Un verre à Bordeaux de pus contenant un calcul stercoral de forme olivaire.

Fièvre du 24 au 31 septembre. Actuellement, janvier 1900, il va très bien.

Observation XLVI

Première crise, puis deux rechutes successives, sans intervalle. Résection presque à froid. — Guérison.

Edmée M..., 20 ans. Toujours constipée.

En mars 1897, pendant la nuit douleurs violentes de tout l'abdomen et à l'épigastre, vomissements pendant 24 heures. Le docteur Froidure découvre le point de Mac-Burney. Application de glace.

Cette crise dura quinze jours. M. Froidure constata un gâteau très net.

La malade se leva le seizième jour mais conserva un point douloureux qui l'obligeait à marcher courbée en deux.

La douleur augmente, M. Froidure conseille la résection de l'appendice.

L'opération n'est pas acceptée et la malade se lève de nouveau.

Nouvelle crise douloureuse qui force la malade à reprendre le lit.

Les docteurs Delaire et Froidure conseillent de nouveau l'opération.

En mai 1897, six semaines après le début des accidents, M. Pauchet opère la malade. L'appendice est entouré d'adhérences assez molles, mais son extrémité libre est fortement fixée au niveau de la symphise sacro-iliaque droite. En doublant l'extrémité libre de l'organe, le chirurgien ouvrit une petite collection de muco-pus communiquant avec l'appendice qui était perforé.

L'organe contenait de plus un calcul. Résection. Drainage. La malade. revue en [illegible] 1899. va très bien.

O[illegible]VATION XLVII

Appendicite à rechutes. — Douze crises. — Résection à froid. Guérison.

Henri R..., 13 ans, présente depuis quelques mois des troubles dyspeptiques.

28 août 1895: point douloureux à droite en marchant; vomissements.

31 août, péritonite très nette. Le Dr Colompis (Bonneuil) applique de la glace. La crise dure quinze jours.

3 janvier 1896. Douleur subite à droite après une course en voiture sur le pavé d'Amiens. Continue à marcher.

Mai 1896. Même douleur après une promenade à trois kilomètres.

Novembre 1896. Deuxième crise d'appendicite avec vomissements et signes de péritonite. Durée 10 jours. Pendant cette crise comme pendant la première la cuisse se fléchissait sur la jambe et ne pouvait être étendue.

Depuis lors une dizaine de crises peu intenses obligèrent l'enfant à garder le lit pendant une huitaine de jours.

Le 17 octobre 1897. Dernière crise d'appendicite. Le docteur Colson (de Beauvais) conseille l'opération à froid.

M. Pauchet opère l'enfant le 30 novembre 1897. Adhérences résistantes, l'extrémité libre est fixée à l'extrémité inférieure du rein droit ; elle est renflée en baguette de tambour ; dans cette partie renflée on trouve du muco-pus. Résection classique. Santé excellente depuis lors.

Observation XLVIII

Appendicite à rechutes. — Résection à froid. — Guérison.

Mlle B..., 30 ans. Tout l'été 1897, constipation, embarras gastrique, première crise d'appendicite légère au mois d'août, deuxième crise en octobre, troisième crise en décembre, quatrième crise le 10 janvier 1898 qui se calme en dix jours.

Le Dr Thomas appelle M. Pauchet qui opère la malade le 17 février 1898, Appendicectomie. La malade qui est nerveuse souffrit encore dans le ventre pendant 6 mois. Elle se trouve très bien maintenant.

Observation XLIX.

Appendicite à rechutes. — Resection à froid. — Guérison.

Mme P..., 37 ans, en juillet 1896 première crise légère ; 2e crise le 12 août 1896 ; 3e crise le 2 février 1898. Menaces de nouvelles crises à chaque fatigue.

17 mai 1898, opération à froid faite par M. Pauchet avec le Dr Thomas de Mondidier. Appendice petit, rétracté, scléreux, noyé dans les franges épiploïques.

En janvier 1900 cette opérée va tout à fait bien.

Observation L.

Appendicite chronique. — Resection du vermium faite à froid.

M. B..., 9 ans, en mars 1895, pendant que sa mère l'habille le matin, ressent une douleur subite dans la fosse iliaque droite qu'elle compare à un clou qu'on enfonce dans les chairs. Vomissements incessants. Le Dr G. applique un vésicatoire. Reste trois mois couchée, opérée le 19 mars 1897, appendice normal comme forme et volume, entièrement adhérent au cæcum. Résection. Cette enfant va très bien en janvier 1900.

Observation LI.

Appendicite à rechutes. — Appendicectomie à froid — Guérison.

M. B..., 20 ans, a eu il y a huit ans, une attaque très grave d'appendicite pour laquelle il fut soigné par le Dr Thomas (Montdidier). Depuis lors deux rechutes intenses. Depuis le mois de juin 1898, il conserve un point douloureux à droite.

Le 30 août 1898 opération à froid ; appendice petit, scléreux, ratatiné. Résection. Guérison parfaite.

OBSERVATION LII.

Appendicite à rechutes. — Masse énorme d'adhérences. — Appendice introuvable. — Drainage. — Guérison depuis deux ans.

Pierre S..., 27 ans, première crise à 16 ans. Depuis 7 à 8 mois il souffre toujours à droite, ne peut se livrer à aucune occupation importante. Il persiste un gâteau péri-cæcal.

19 avril 1897, incision de Roux. Adhérences nombreuses, fongosités inflammatoires en grande quantité et tout autour du cæcum.

Appendice introuvable. Lavage et drainage. Cicatrisation complète en un mois.

OBSERVATION LIII.

Appendicite simple. — Résection du vermium au début de la crise. — Guérison.

Le 9 mars 1897, au soir, S.., jeune gars solide de 25 ans, est pris brusquement d'une douleur dans la fosse iliaque droite, douleur extrêmement vive et syncopale avec vomissements.

Douze heures après le début des accidents M. Pauchet opère sur la demande du Dr Dourez (Abbeville).

L'appendice réséqué était obstrué d'un chapelet de cinq calculs ovalaires, du volume d'un gros grain de Millet.

Ce jeune homme est mort de tuberculose aiguë six mois après l'opération.

Observation LIV.

Appendicite calculeuse. — Crises fréquentes et légères appendicectomie à froid. — Guérison.

Marie M..., 26 ans, première crise le 15 février 1896. Soignée par le Dr Dhourdin, elle garde le lit pendant 4 jours. Depuis cette époque elle eut 10 à 15 crises légères l'empêchant de marcher pendant 2 à 3 jours.

En décembre 1898, M. Pauchet en palpant la fosse iliaque sentit l'appendice ferme et douloureux, roulant sous le doigt.

Il fit le diagnostic d'appendicite calculeuse, se basant sur ce fait que la malade avait constaté l'existence de sables intestinaux et même de sables urinaires.

Opération le 26 janvier 1899. L'appendice renferme trois calculs. Guérison parfaite.

CONCLUSIONS

A l'époque actuelle, on n'a plus à discuter s'il faut oui ou non opérer toutes les appendicites. La question est définitivement résolue par l'affirmative.

L'opération idéale est la résection du vermis à froid, trois semaines après la fin de la dernière crise; on n'a jamais d'insuccès, jamais de complication, seuls devraient être opérés à chaud les malades chez qui l'état du pouls ou de l'abdomen fait craindre l'existence d'un abcès péri-appendiculaire ou une perforation aiguë.

Pratiquement, la chose n'est pas possible en dehors des grands centres, car elle exige, pour l'opération à froid, une soumission exceptionnelle du malade et pour l'indication de l'opération à chaud, en temps opportun, une grande expérience de la chirurgie abdominale. Le mieux pour sauver tous ou presque tous ses malades est donc de dire *appendicite, opérer de suite* quelque soit le jour de l'appendicite, même dans les premières heures, surtout dans les premières heures.

On opère une appendicite à chaud dans quatre circonstances :

1° Dans les premières heures : on trouve un appendice rouge, renfermant ou non du pus, en voie ou non de perforation, avec ou sans corps étrangers ; l'opération consiste à enlever l'appendice.

2° Abcès appendiculaire récent au 3ᵉ, 4ᵉ, 5ᵉ jour; ouvrir l'abcès, dissocier les adhérences, trouver et enlever l'appendice,

3° Abcès péri-appendiculaire au 7ᵉ ou 8ᵉ jour, à évolution lente, ouvrir et drainer.

4° Péritonite généralisée ; laparotomie, lavages, drainage multiple.

Les cas traités par résection appendiculaire guérissent vite; pas ou peu de suppuration, pas de fistule, pas de récidive.

Les cas traités sans résection récidivent une fois sur dix : L'éventration est plus fréquente à cause de la longue suppuration ; il y aura donc lieu d'opérer à froid quand la marche des accidents aura permis de temporiser, et, quand l'opération aura été faite à chaud, il faudra drainer mais le moins possible. Les fistules sont stercorales, pyostercorales, purulentes ; la fistule stercorale peut affecter l'appendice, le cæcum, l'intestin grêle. Un moignon appendiculaire infecté ou ulcéré, un corps étranger, un calcul, une concrétion stercorale, peuvent produire une suppuration prolongée et la formation d'une fistule. Les occlusions intestinales et les pseudo-crises sont dues aux adhérences et aux brides qui se sont formées autour de l'anse iléo-cæcale. La tuberculose touche souvent le cæcum en même temps que l'appendice; contrairement à ce qui se passe dans les autres organes, elle est le plus souvent ici primitive et se présente sous la forme hypertrophique ou la forme suppurée : dans le premier cas elle simule l'occlusion dans la deuxième, la périappendicite suppurée. Elle donne lieu à des fistules intarissables ; la résection du cæcum est souvent nécessaire pour en obtenir la guérison. L'actinomycose se développe à la fois sur le cæcum, sur l'appendice et sur la peau ; des fistules nombreuses apparaissent, précédées à leur point d'apparition d'une tâche bleu violet.

S'il y a récidive, on réséquera l'appendice à froid, s'il y a éventration, on dissociera plan par plan et on fera une paroi plan par plan. Y a-t-il fistule ? si l'appendice est en cause, l'enlever ; si c'est l'intestin, le suturer et quelquefois réséquer s'il y a perte de substance importante. Le traitement des fistules doit être précédé d'un examen bactériologique du pus.

Maintenant que l'attention de tous les médecins, jeunes et vieux est portée vers cette redoutable maladie, le diagnostic, à moins que le malade ne néglige de se soigner, est porté dès les premières heures. Pas un médecin n'examinera un malade qui souffre du ventre sans chercher le point de Mac-Burney :

Dans nos campagnes, le mieux est d'opérer de suite ; dès lors pas d'aggravation subite ni de complication mortelle ; plus de suppuration, plus de fistule ni d'éventration ni de récidive : le malade opéré se lèvera définitivement guéri.

« On n'opérera jamais trop d'appendicites », dit Segond ; on peut ajouter qu'on ne les opérera jamais trop tôt.

INDEX BIBLIOGRAPHIQUE.

BERGER, TUFFIER, SCHWARTZ. — *Bull. Soc. de Chirurgie*, 1894.

BRUN, TUFFIER, RECLUS. — *Discussion, Bull. Soc. de Chirurgie*, p. 625.

COCHOT. — *Thèse*, Paris : accidents post-opératoires dans l'appendicite.

COTTIERS. — *Thèse*, Paris : l'avenir des appendiculaires.

DUMOULIN. — *Exposé des titres et travaux scientifiques*, Paris, 1898.

Le DENTU, DIEULAFOY, DELORME, TILLAUX, etc., Communications à *l'Académie de Médecine*, 1896-97-1898-1899.

DUPLAY, RECLUS. — Traité de chirurgie, deuxième édition, 1898.

DIEULAFOY. — *Cliniques médicales de l'Hôtel-Dieu de Paris*, 1897-98-99.

ESNAULT. — *Thèse*, Paris 1897 : contribution à l'étude de l'appendicite.

Mlle GORDON. — *Thèse*, Paris 1897 : Appendicite chez l'enfant.

LEGUEU. — Monographie de l'appendicite, Paris, 1897.

V. PAUCHET (Amiens). L'appendicite (libr. Maloine, 1899).

— — Appendicite, causes, symptômes, traitement *Revue internationale de Méd. et de Chir.*, 25 janvier et 10 février 1899.

Potherat. — *Congrès de Chirurgie*, 1895, p. 417.
Reclus. — Leçons cliniques sur le traitement de l'appendicite *Sem. méd.*, 11 mai 1898.
Walter, Brun, Tuffier, Jalaguier, Quénu, Reclus, Poncet, Routier. — *Discussion Soc. de Chir.*, 1899.
Presse Médicale. — 1898, n° 57.
— — 1899, n° 2, 4, 6, 7, 9, 12, 13, 14.
Le Dentu et Delbet. — Traité de chirurgie clinique d'opératoire.

BUZANÇAIS (INDRE), IMPRIMERIE DEVERDUN ET JAGUIN.

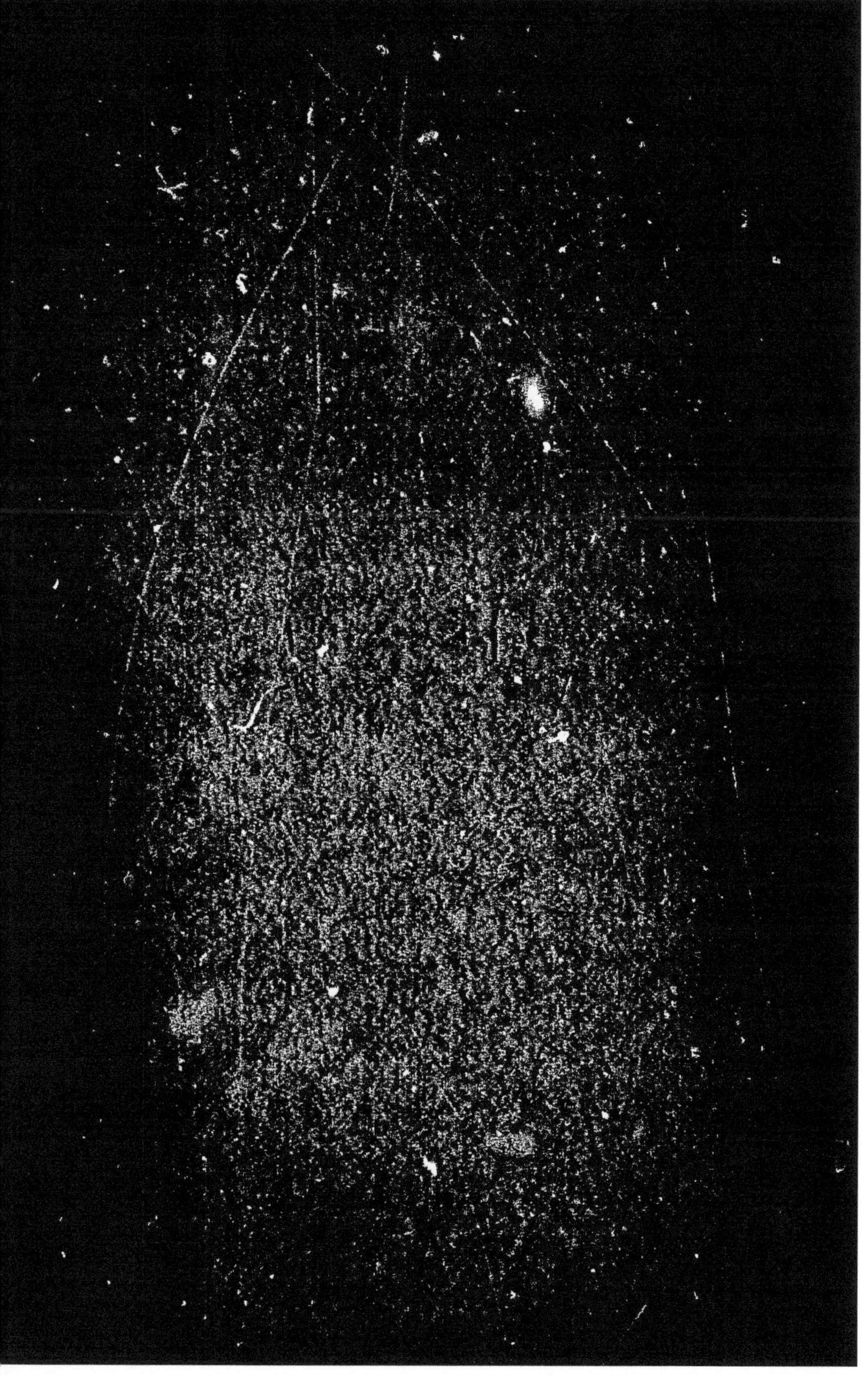

BUZANÇAIS (INDRE), IMPRIMERIE DEVERDUN ET JAGUIN.

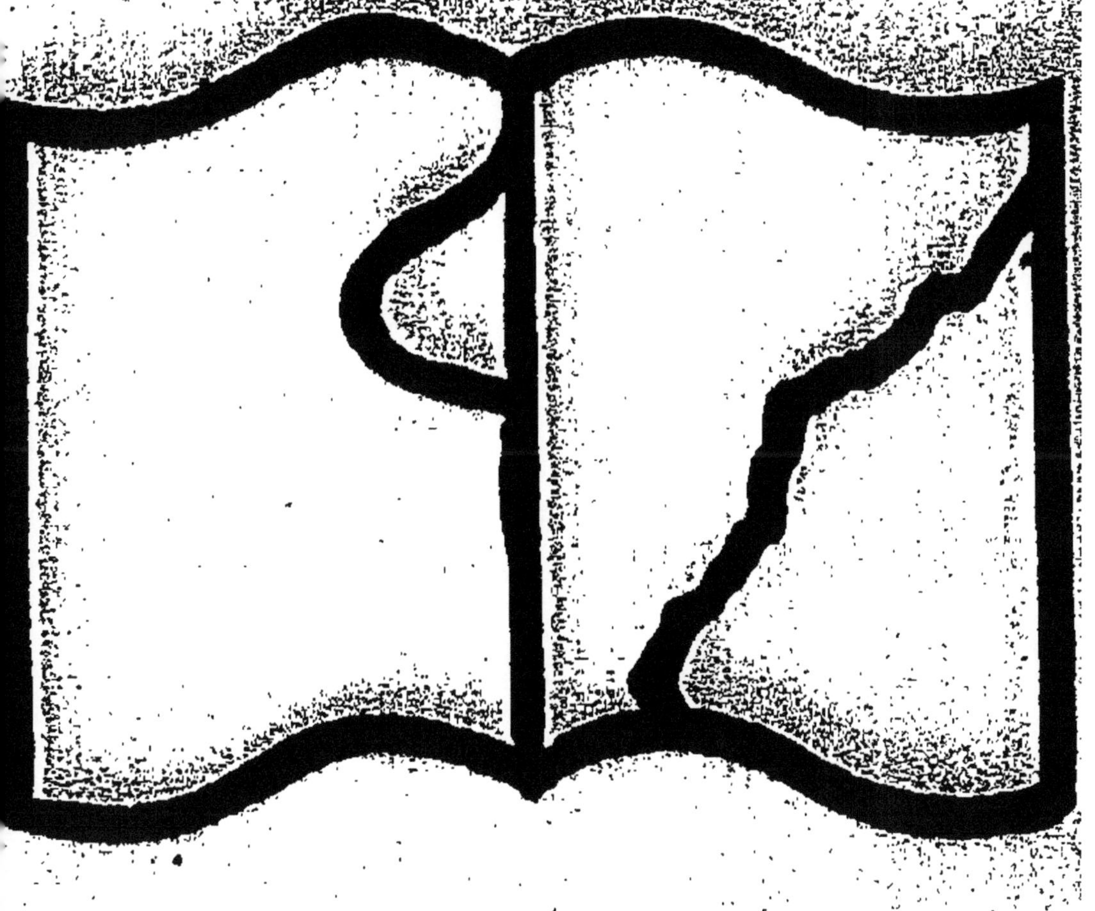

www.ingramcontent.com/pod-product-compliance
Ingram Content Group UK Ltd.
Pitfield, Milton Keynes, MK11 3LW, UK
UKHW021112200726
13857UKWH00003B/1213